認知症グレーゾーンからUターンした人がやっていること

筑波大学名誉教授
メモリークリニックお茶の水院長
朝田 隆

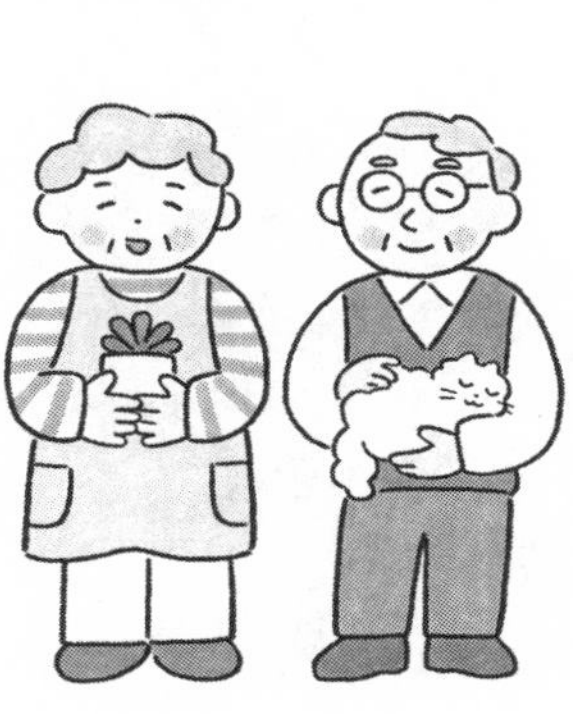

アスコム

はじめに——Uターンできる人と進行してしまう人は、どこが違う？

60代、70代になれば、誰でももの忘れが増えていきます。

早い人では、40代、50代からその兆候に気づいているかもしれませんね。

「えっと、ほら、あの俳優さん……、誰だっけ？」

「簡単な漢字なのに、どうしても思い出せない」

「あれ？ また同じものを買ってきちゃった！」

認知症治療を専門とする私のクリニックを訪れた60代の女性も、その一人。

10個入りパックの卵を買ったことを忘れて3日も連続して買ってしまい、ついに4日目になったとき、不安にかられて私のもとを訪ねてくださったのでした。

診断の結果、この女性は認知症ではありませんでした。

かといって、正常な脳の状態でもありません。

「軽度認知障害（MCI）」と呼ばれる状態だったのです。

MCIとは、日常生活に大きな支障はないものの、本人やご家族にとっては「最近ちょっとおかしいなあ」と感じるさまざまな警告サインを発する状態。

正常な脳と認知症の間に位置する、いうなれば〝認知症グレーゾーン〟です。

認知症になる人は、その前段階として必ず、このグレーゾーンの状態を通るのですが、すべての人が、グレーゾーンから必ず認知症に移行するとはかぎりません。

現状を維持する人もいれば、適切な対応をすることで認知機能の低下をゆるやかにし、認知症への移行を遅らせることもできます。さらに従来の報告によれば、4人に1人は健常な脳の状態にUターン（回復）できることがわかっているのです。

一方で、そのまま認知症へ進行してしまう人もいます。

つまり、ここが**「認知症の分かれ道」**。


では、**回復する人と、進行してしまう人の違いは、いったいどこにあるのか？**

それが、この本のテーマです。


ご挨拶が遅れましたね。私は、認知症専門医の朝田 隆です。

これまで40年以上、認知症の治療と予防、研究に関わり、2万人以上の認知症の患者さんたちと接してきました。

あなたは認知症に関して、「自覚があるうちは大丈夫」という言葉を聞いたことがありませんか？ 確かに、完全に認知症に移行してしまった人は、多くの場合、自分が病気だという自覚がありません。だからこそ、「ちょっとおかしいなあ」という感覚を、「自覚があるならまだ大丈夫」と思って見過ごしてしまうことがよくあります。

どうか、その**「ちょっとおかしい」という直感を大切にしてください。**

もしそれが、認知症グレーゾーン（ＭＣＩ）のサインだとすれば、**認知症へ進む前にUターンして戻ってこられる最後のチャンスかもしれないのです。**

以前、私のクリニックを訪ねてくださった日本を代表する俳優の方が、こんなことをおっしゃっていました。

「認知症というと〝知（知性）〟の衰えばかり言いたがるけど、〝感情〟の部分だって侵されるんです」

この方も認知機能の低下が見られていたのですが、じつに鋭いご意見です。

人の心の働きを説明するとき、よく「知・情・意」と言われますが、私は、**認知症とは「意・情・知」が衰えていくこと**だと考えています。

「意」とは意欲、「情」とはすなわち感情、「知」とは記憶力です。

認知症では、もの忘れなどの「記憶力」の衰えに意識が向きがちですが、じつは、それより先に訪れるのが「意欲」の低下です。

認知症グレーゾーンも、記憶の低下より先に、「意欲」の低下から始まります。そのキーワードは、「めんどうくさい」。

この言葉を頻繁に口にするようになり、何をするのもめんどうくさくなって、家にひきこもってボーッとテレビを観ているようになったら黄色信号です。**やがて、記憶力の低下や、怒りや不安、孤独感などの感情に根差すトラブルが始まります。**

あなたや、あなたの大切なご家族は、「めんどうくさい脳」になっていませんか？

認知症グレーゾーンから本格的な認知症へ進行するまで、平均7年といわれます。「あれ？　ちょっとおかしいぞ」と感じてから、7年の猶予があるわけです。

最近でこそ、画期的な薬の登場で新たな希望が見えてきた認知症ですが（282ページ参照）、一度発症してしまったら、いまだ後戻りできない病気であることは確かです。

この7年を生かさない手はありません。

この本では、**単なる老化現象と〝認知症グレーゾーン〟の見分け方、Uターンするための対処法を、具体的な事例をあげながら**お話ししていきます。

とりわけ「Uターンするための対処法」に関しては、第3章から第6章で、効果があると考えられる方法をできるかぎり紹介しました。いずれも、私の40年にわたる認知症専門医としての経験からたどりついた、現時点での答えです。

難しく考える必要はありません。**「これならできそう」「楽しそう」と思うものから**試してみてください。それがUターンへの第一歩です。

もちろん、まだグレーゾーンにまでは至らない方や、40代、50代の方にとっても、いつまでも若々しい脳を保つことにつながります。

認知症専門医　朝田 隆

この本に書かれていること

── 認知症グレーゾーンからUターンするために ──

どこから読んでも役に立つ!

第1章

認知症が「進行する人」vs「Uターンする人」

「何かおかしい……」と感じてから、どれだけ早く対処できるかがUターンのカギ。まずはセルフチェックで脳の状態を確かめて

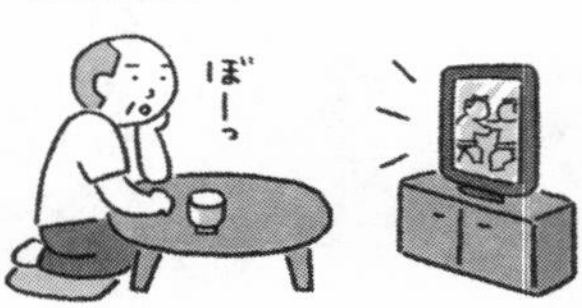

第2章

「認知症グレーゾーンのサイン」と単なる老化の違い

「意欲の低下」「記憶の低下」そして感情に根差すトラブルごとに、代表的なグレーゾーンの警告サインや、単なる老化との違いを紹介

第3章

認知症グレーゾーンからUターンするための「生活習慣」

挑戦、変化、生きがい、孤独の回避、利他。Uターンに必要な「5つのポイント」と具体策を、グレーゾーン患者のエピソードとともに紹介

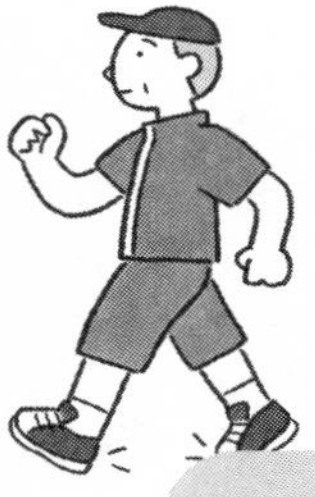

第4章

認知症グレーゾーンから
Uターンするための
「運動習慣」

なぜ運動は脳にいいのか？ その医学的根拠とともに、習慣にしやすい運動を紹介。筋肉だけでなく、脳の神経細胞も運動で増える！

第5章

認知症グレーゾーンから
Uターンするための
「食習慣・睡眠習慣」

科学的に検証された「認知症によい食事」や、睡眠が脳のごみを洗い流すメカニズムなどを紹介。食事と睡眠は、健康な脳を保つ基本

第6章

認知症の引き金となる
「7つの因子」

難聴、視力の低下、歯周病、高血圧、うつ……。認知症の直接的な引き金となる7つの因子と、その対処法とは？

第7章

グレーゾーンから
Uターンするために、
家族ができること

家族がグレーゾーンになったら、そのときどうする？ 大切な人だからこそ、知っておきたい「するべきこと」と「しないほうがいいこと」

認知症グレーゾーンからUターンした人がやっていること――もくじ

第1章

認知症が「進行する人」vs「Uターンする人」

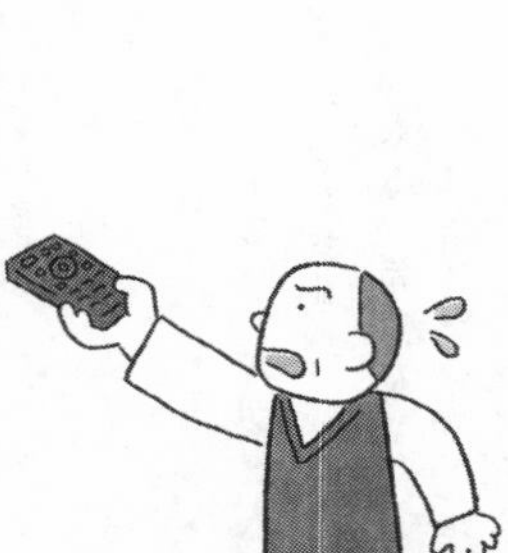

第2章

「認知症グレーゾーンのサイン」と単なる老化の違い

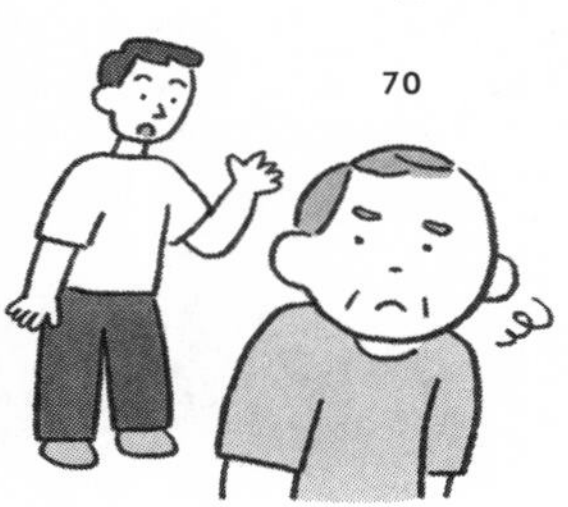

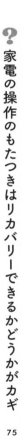

第3章
認知症グレーゾーンからUターンするための「生活習慣」

5 利他 他者のために尽くすと幸福度が高まる 103

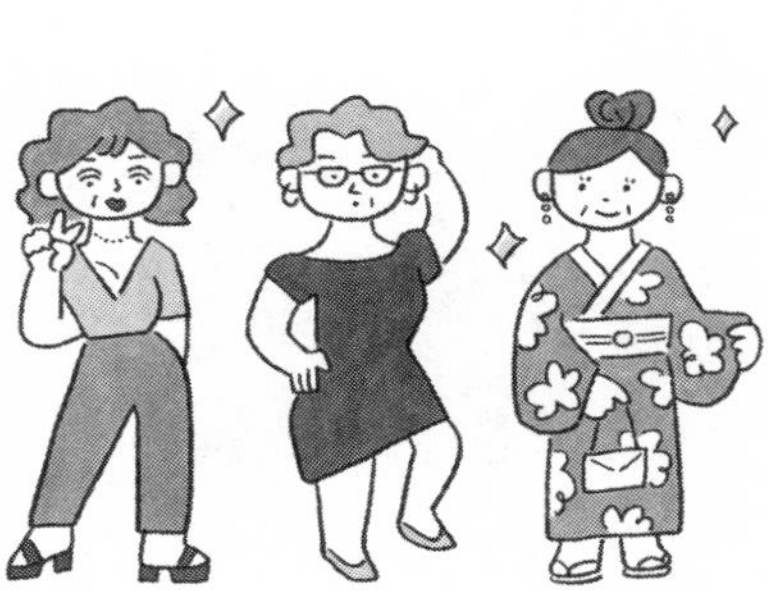

第4章

認知症グレーゾーンからUターンするための「運動習慣」

第5章

認知症グレーゾーンからUターンするための「食習慣・睡眠習慣」

第6章 認知症の引き金となる「7つの因子」

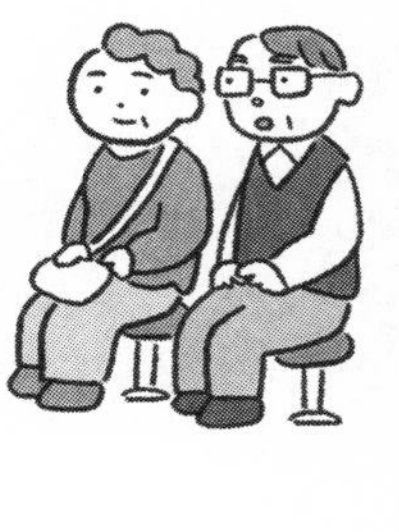

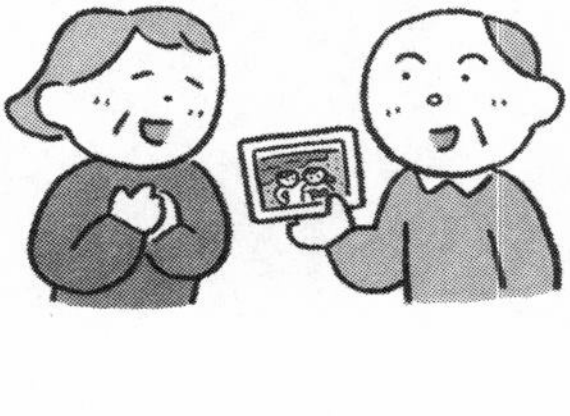

第1章

認知症が「進行する人」vs「Uターンする人」

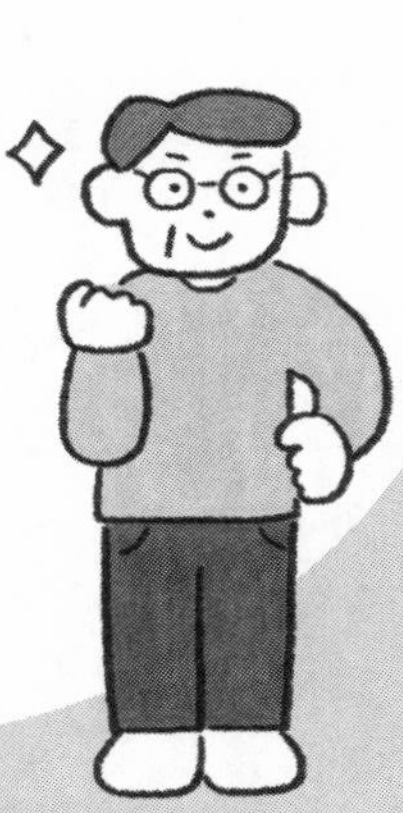

現在、日本の認知症患者は500万人を超え、認知症グレーゾーン（MCI：軽度認知障害）の人も450万人以上と見られています。

そして、グレーゾーンの段階で何も手を打たなければ、5年以内に約40％の人が認知症になるといわれます。

でも、適切に対処をすれば、健常な脳にUターンできる人もいます。

その差は、最初の「あれ？ いつもと違う」という違和感に気づくかどうか。

この章では、その手助けとして認知機能のセルフチェックを用意しました。見事にUターンした人のお話も、ぜひ参考にしてください！。

「あれ？　いつもと違う」が認知症の分かれ道

80歳で認知症になる人は、60歳くらいから脳の変化が始まる

あなたは、「認知症」という病気にどんなイメージをもっていますか？

「突然発症する恐ろしい病気」「いつ自分がなるかわからない」「防ぎようがない」。

そんなふうに考えているかもしれませんね。

でも実際は、認知症は、毎日の生活習慣が大きく影響して起こります。

高血圧や糖尿病と同じように、長い歳月をかけて認知機能が衰えていき発症する生活習慣病の一つであり、認知症に至る20年も前（80歳で認知症になる人は、60歳）から脳の

［認知症の前段階にあるグレーゾーン］

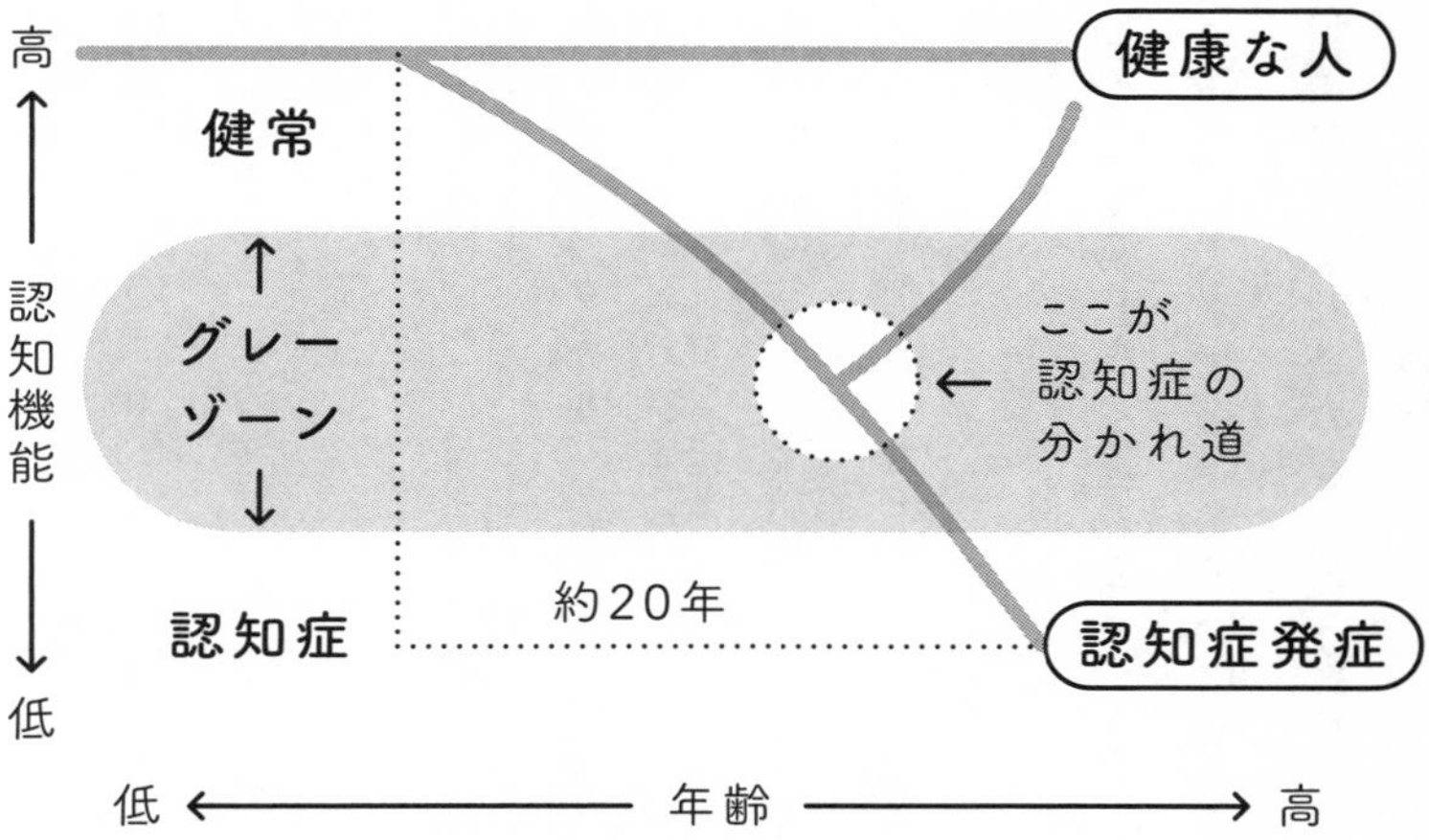

病的変化が始まるといわれているのです。

ただし、ごく初期の段階では、これといった症状は見られません。さまざまな警告サインを発するようになるのは、認知症の前段階である認知症グレーゾーン（ＭＣＩ：軽度認知障害）になってからです。

具体的な警告サインは第2章で紹介しますが、たとえば「もの忘れや忘れ物が増える」「集中力がなくなる」「イライラして怒りっぽくなる」などがあります。

そして、さらにその前段階として「意欲の低下」があることは、「はじめに」でもお話ししましたね。

記憶は、脳の側頭葉にある海馬《かいば》という部分がつかさどっています。認知症グレーゾーンになると、この海馬の機能が衰えてくるのですが、じつはその前に、前頭葉の機能が落ちてくることがあります。

前頭葉はおでこの内側に位置し、意欲を生み出す、いわば「脳の司令塔」。

この前頭葉の機能の衰えが、「意欲の低下」となって表れると考えられます。

つまり、ここが認知症グレーゾーンの入り口です。

その**最初のサインである「めんどうくさい」という言葉が頻繁に口をつく**ようになり、こんな兆候が見られたら要注意。

○身だしなみに気を配らなくなる
○長年続けてきた趣味をふいにやめてしまう
○社交的だった人が突然出不精になる

これらはごく一部ですが、すべて「めんどうくさい脳」(＝意欲の低下)の表れかもしれません。そして、この時期を見過ごすと……

○家族や親しい人の名前を間違えたり、思い出せなくなったりする
○財布が小銭でいっぱいになる
○家電の操作にとまどうようになる
○イライラして怒りっぽくなる
○ささいなことでパニックになる

など、記憶の低下や、感情に関するトラブルが目立ち始めます。

「おかしい」と感じてから受診まで「平均4年」の衝撃

それでも、多少の異変を感じたからといって、すぐ専門医を受診する人はまれです。

生活習慣病は〝早期発見、早期対応〟が回復の決め手であり、それは認知症も同じこと。最近の研究では、年齢に関係なく脳の神経細胞を増やすことができるとわかっています。また初期のアルツハイマー型認知症に関しては、新たな治療薬（282ページ参照）が開発されたこともあり、早期発見がより重視されています。

しかし、現実はどうでしょうか？　認知症の患者さんは、**最初に自分が「おかしい」と感じてから、専門の医療機関を受診するまでに平均4年もかかっている**ことが、世界的権威のある医学誌『ランセット』で2021年に報告されました。

これは世界の78の研究をもとに、6万人以上の認知症患者と、15万人以上の認知症ではない人を対象に分析した信頼性の高いデータです。そのため、患者さんたちが受診まで4年も躊躇《ちゅうちょ》している事実は、私たち認知症専門医にとって衝撃的でした。

認知症は、発症する原因によって「アルツハイマー型認知症」「脳血管性認知症」「レビー小体型認知症」「前頭側頭型認知症」の4種類に主に分けられますが、どの場合でも、放置しておく歳月が長くなるほどUターン（回復）が難しくなるからです。

［「あれ？」と思ったらすぐに受診！］

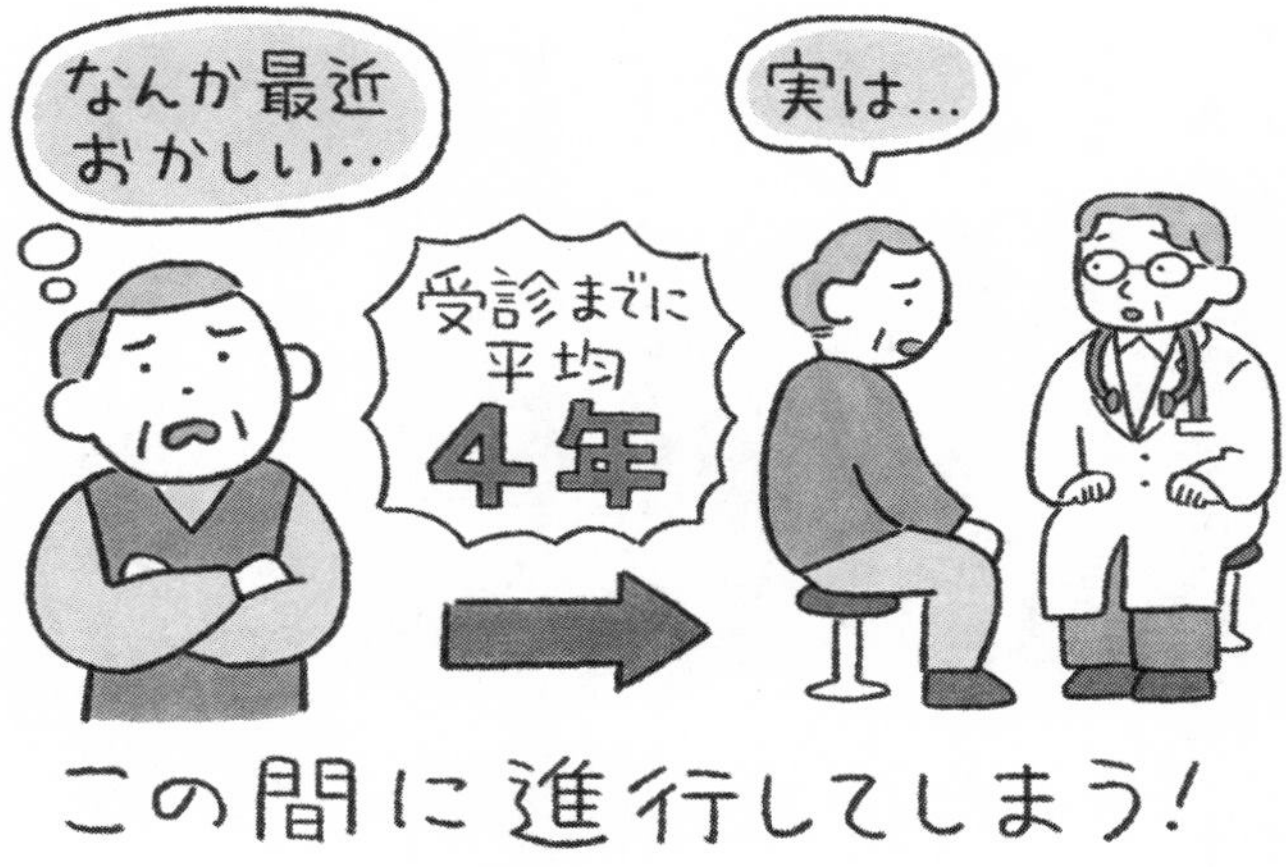
なんか最近
おかしい…
受診までに
平均
4年
実は…
この間に進行してしまう！

受診をためらう背景には、「認知症になったらおしまい」「知るのが怖い」という思いがあるのでしょう。

しかし、私は何度でも言います。

グレーゾーンの状態で適切に対処をすれば、認知症の発症を遅らせることができます。さらには、健康な脳にUターンして戻ってこられる可能性も十分にあるのです。

「あれ？　いつもと違う」と思ったら、歯科医を受診するのと同じくらいの気軽さで、一度、認知症の専門医を受診してください。

それが「認知症の分かれ道」となるといっても過言ではありません。

あなたの脳の状態がわかる認知機能セルフチェック

認知症グレーゾーンは、日常生活に支障が出るほどではないけれど、「あれ？」「ちょっとおかしいな」と感じる状態です。そのため、自分で気づくのは難しいこともあります。

そこで、いくつかのセルフチェックを用意しました。

どれも短時間でできる簡単なチェックですが、あなたや、あなたの大切な家族の脳の状態を知ることができます。

症状と照らし合わせて、ぜひ、判断の基準にしてみてください。

［MCI自己診断チェックリスト］

グレーゾーンの警告サイン

- □ 今何をしようとしていたか思い出せない
- □ 同じことを繰り返し言ったり、尋ねたりする
- □ 人と会う約束を忘れたことがある
- □ 探し物が多い
- □ やろうとしても「まあいいか」とやめてしまう
- □ 長年の趣味が楽しめなくなった
- □ 外出が減った
- □ 段取りが下手になった
- □ 会計で小銭を使うのがめんどう
- □ 今日の日付が言えない

グレーゾーンチェック①警告サイン

上のリストは、私が作ったものです。認知症グレーゾーンの警告サインのなかでも、代表的なものを選びました。

難しく考えることはありません。直感で項目にチェックを入れていきましょう。

チェック項目のうち、「最近これ、増えたなぁ」という項目が**3個以上ある人は、認知症グレーゾーンの可能性があります。**

専門の医療機関で診断を受けるとともに、第3章以降で紹介する「Uターンするための対策」を実施してみてください。

グレーゾーンチェック②開眼片足立ち

前ページの「グレーゾーンの警告サイン」でいくつかの項目に当てはまっても、「いやいや、自分はまだ大丈夫」と納得できない人のために、体で実感できる認知機能のチェック法を用意しました。

左の図の『開眼片足立ち』です。両目を開いた状態で、どのくらい片足で立っていられるかをチェックしてみましょう。

《やり方》

①両足で立ちます。

②目を開いたまま、何にもつかまらずに、片足で立ちます。体がふらつく人は、すぐにつかまることのできる壁の近くなどで行いましょう。

③バランスが崩れ、手で壁などにふれたり、足が床についたら、そこで終了です。

［MCIテストの例（開眼片足立ち）］

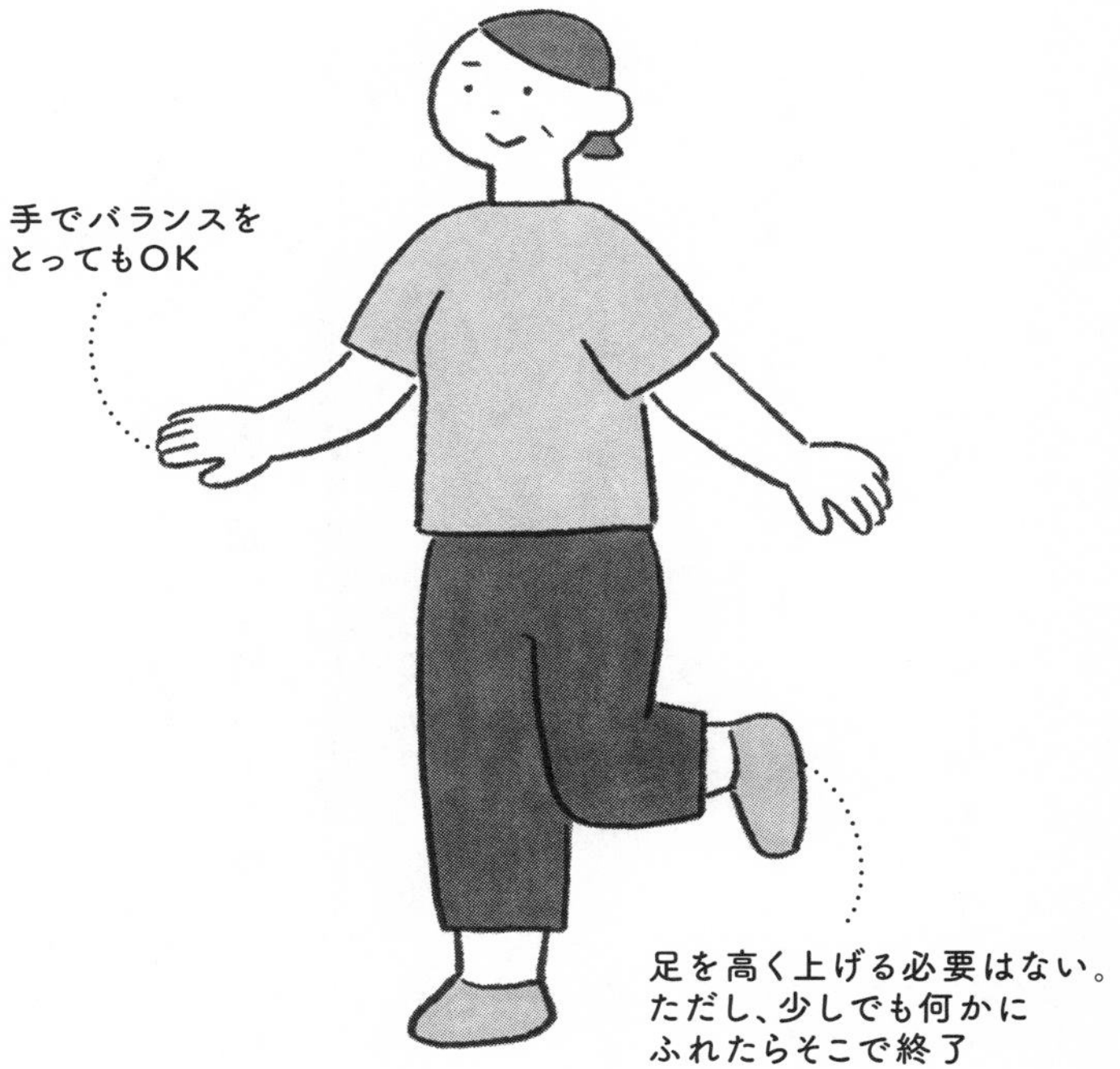
手でバランスを
とってもOK
足を高く上げる必要はない。
ただし、少しでも何かに
ふれたらそこで終了

開眼片足立ち評価値

1	2	3	4	5
～15.0秒	15.1～30.0秒	30.1～84.0秒	84.1～120.0秒	120.1秒～

※1、2は転倒リスクが「ハイリスク」、3～5は「ローリスク」

年代別開眼片足立ち平均秒数

	全年齢	20代以下	30代	40代	50代	60歳以上
開眼片足立ち（秒）	136.7	156.8	151.8	142.8	124.4	100.7

（出典）「高年齢労働者の身体的特性の変化による
災害リスク低減推進事業に係る調査研究報告書」（厚生労働省）

《チェック法》

どうでしたか？　あなたは、何秒立っていられましたか？

目安は20秒です。**目を開いた状態で20秒以上、片足立ちができなかった人は、グレーゾーンの可能性あり。**認知症の専門医を受診することをおすすめします。

そんなことで認知機能が測れるの？　と思うかもしれませんね。

じつは、体のバランスがとりづらくなるのは、認知機能の低下が深く関係します。

実際に、健康な中高年者（平均67歳）１３８７人を対象に行った京都大学大学院医学研究科附属ゲノム医学センターの調査では、この**「開眼片足立ち」で20秒以上バランスを保てなかった人は、自覚症状がなくても、脳血管疾患や認知機能の低下のリスクが高い**という結果が出ています。

ちなみに、片足立ちを１２０秒を超えてキープできる人は、50歳未満の方なら80％を超えますが、50代では約60％、60代では50％以下にまで減るといわれています。

グレーゾーンチェック③時計描画テスト

もう一つ、認知機能のテストをしてみましょう。

医療機関で行う認知機能検査にも含まれているテスト法ですが、とても簡単です。

紙とペンを用意して、時計の絵を描いてみてください。


認知症グレーゾーンでも、かなり認知症に近い人は、目（視覚）から入った情報を処理し、空間全体のイメージをつかむ機能（視空間認知能力）が大幅に低下しています。

視空間認知能力を調べるには、時計を描いてもらうとすぐにわかります。

「10時10分の時計を描いてください」と指示すると、認知症グレーゾーンや認知症の方は、次のページのような図を描きます。


時計の輪郭を丸く描けなかったり、1から12の数字を均等に描けなくなったりする

[MCIテスト「時計描画」の回答例]

「10時10分の時計を描いてください」

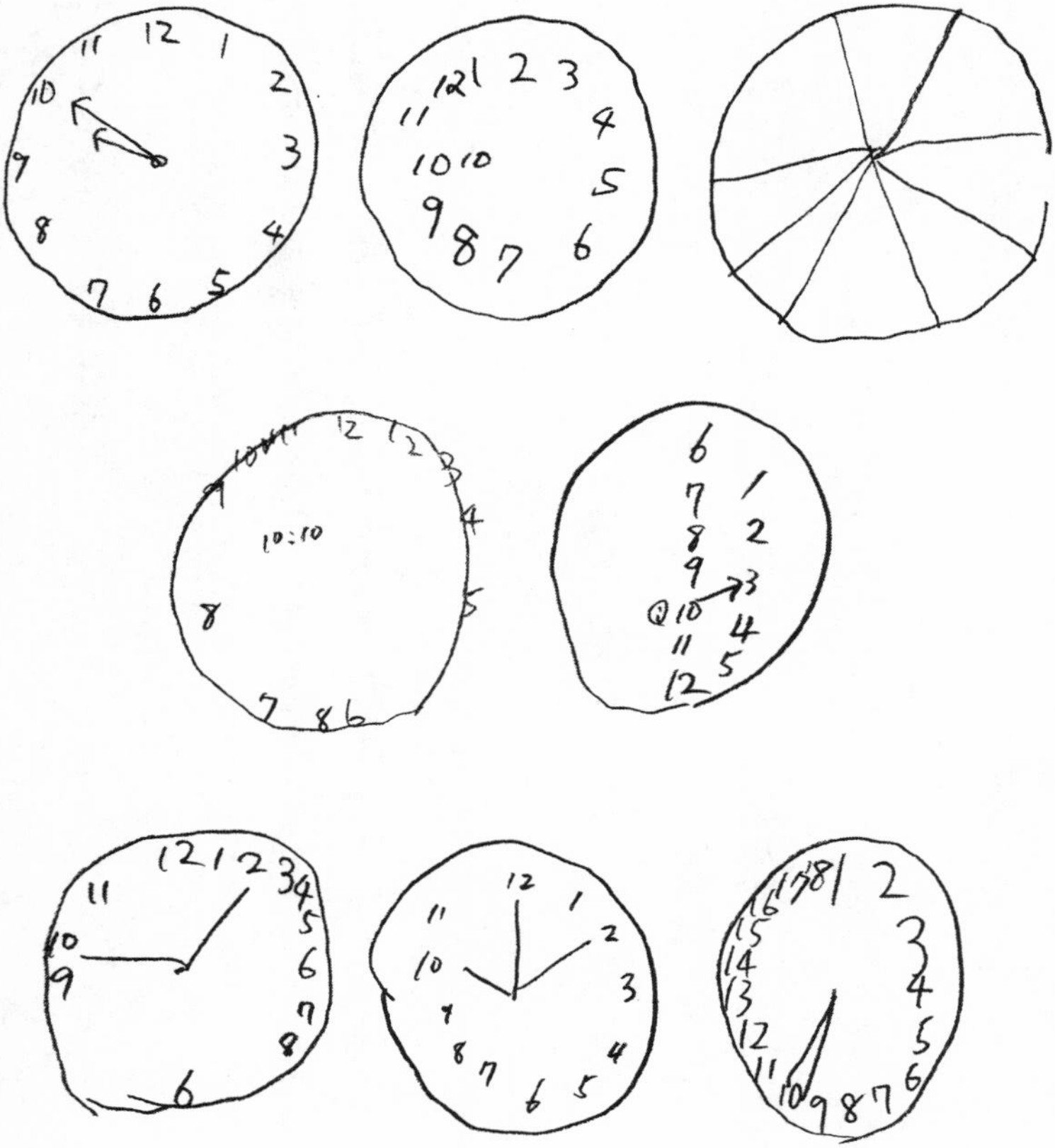

(出典)「アルツハイマー病患者における時計描画の特徴
―量的および質的評価による検討―」
(認知症介護研究・研修大府センター 小長谷陽子研究部長ほか)より作成

のが特徴です。こうした傾向が見られたら、必ず専門医を受診してください。

余談ですが、『グッド・ドクター 名医の条件』というアメリカのドラマでも、この「時計描画テスト」が取り入れられていました。患者は認知症ではありませんでしたが、胸の腫瘍から生じたたんぱく質が脳におよび、抑制力を失わせたのです。そのとき、ドラマのなかで患者が描いた絵も、やはり数字を均等に描けていませんでした。

グレーゾーンチェック④チューリップ、キツネ、ハトの回転テスト

それでは最後に、手と指を使った「チューリップ、キツネ、ハトの回転テスト」を紹介しましょう。

このチェックでは、**脳の頭頂葉の働きを確認することができます**。

頭頂葉は空間認識や、物の形や動きの認知をつかさどるため、ここの機能が衰えると、道に迷ったり、リモコンの操作ができなくなったり、服をうまく着られなくなったり（着衣失行）します。一つ前に紹介した、時計が描けなくなる例もその一つ。

頭頂葉が衰えてくると、とりわけ「回転させる」という動きが苦手になってきます。

そこでこのチェックですが、**必ずチューリップ、キツネ、ハトの順に試してください。**じつはこれ、簡単な順です。当院でこの3つのテストを認知症グレーゾーンの方に試すと、半分くらいの方は、どこかのテストでつまずいてしまいます。

36ページと37ページのイラストを参考にしながら、ぜひトライしてみましょう。

《「チューリップ回転テスト」のやり方》

①両手の親指、小指、手首をつけてチューリップをつくります。

②チューリップの形をキープしたまま両手を離します。

③左右の手をお互いに逆方向に回転させて、左手の親指と右手の小指、左手の小指と右手の親指を合わせます。手を回転させる方向はどちらでも構いません。

どうですか？　うまく手を回転させられましたか？　それでは、次はキツネです。

《「キツネ回転テスト」のやり方》

①左右の手でキツネの形をつくります。

②キツネの形をキープしたまま、左手の人差し指と右手の小指、左手の小指と右手の人差し指をつけます。

このとき、どちらかのキツネが自分のほうを向き、もう片方のキツネは外側を向いている「逆さギツネ」になっているはずです。しかし、頭頂葉の機能が衰えてくると、手を回転できずに、キツネが両方とも自分のほう、もしくは外側を向いてしまうことが非常に多いのです。

《「ハト回転テスト」のやり方》

①胸の前くらいの位置で、両手の手のひらを開いて外側に向けます。

［どこでもできる「回転テスト」］

チューリップ回転テスト

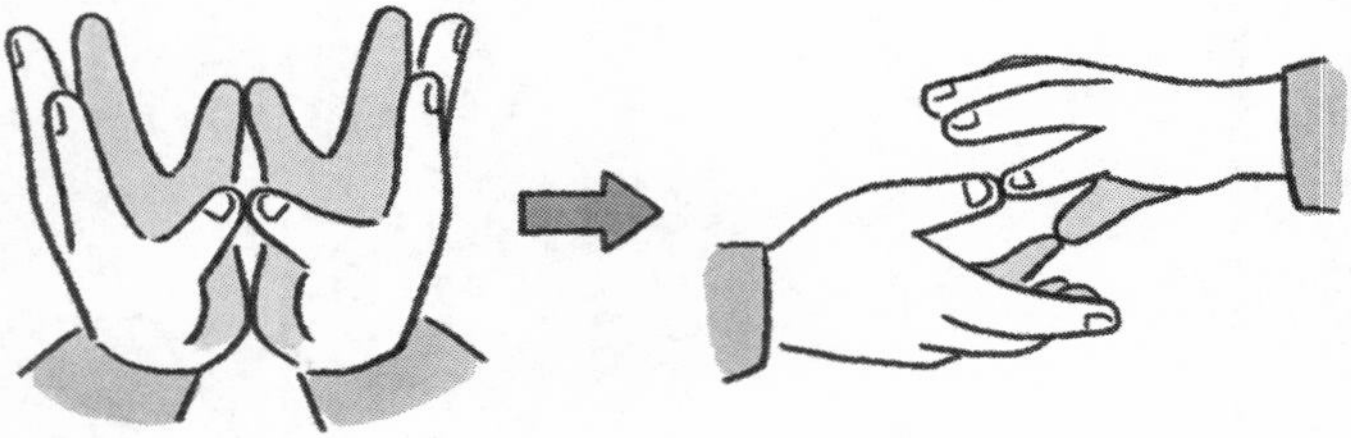

手のひらでチューリップをつくったら、両手を互いに逆回転させて、左手の親指と右手の小指、左手の小指と右手の親指をくっつける。3つのテストのなかでは、これがいちばん簡単。

②両手のひらが自分のほうを向くように回転させながら、両手を交差させます。

③親指と親指を引っかけてハトの形をつくります。

健常な脳の人にはとても簡単に思えますが、このハトのテストも、認知機能が衰えてくると、②の手のひらを返すことができません。ハトの形がつくれたとしても、手のひらが外側を向いてしまっていることが非常によく見られます。

どうでしたか？　あなたは3つともうまくクリアできたでしょうか。

キツネ回転テスト

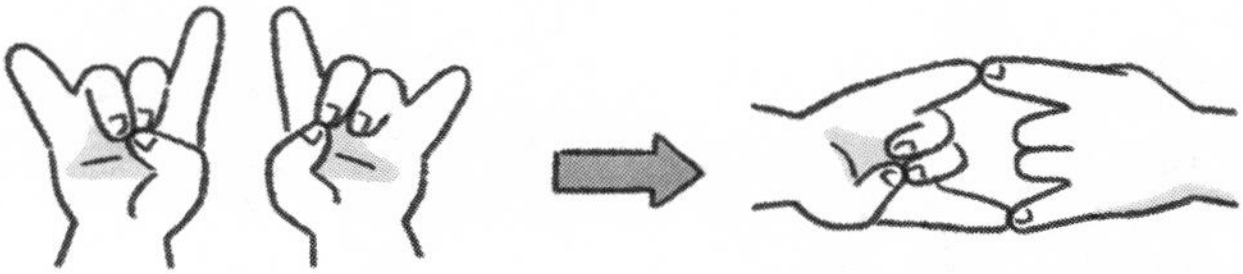

両手でキツネをつくり、左手の人差し指と右手の小指、左手の小指と右手の人差し指をくっつける。キツネが両方とも自分のほう、もしくは外側を向いていたら失敗。「回転」が苦手になっている可能性がある。

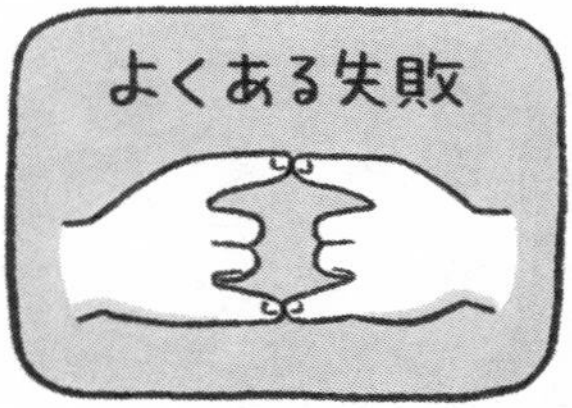

ハト回転テスト

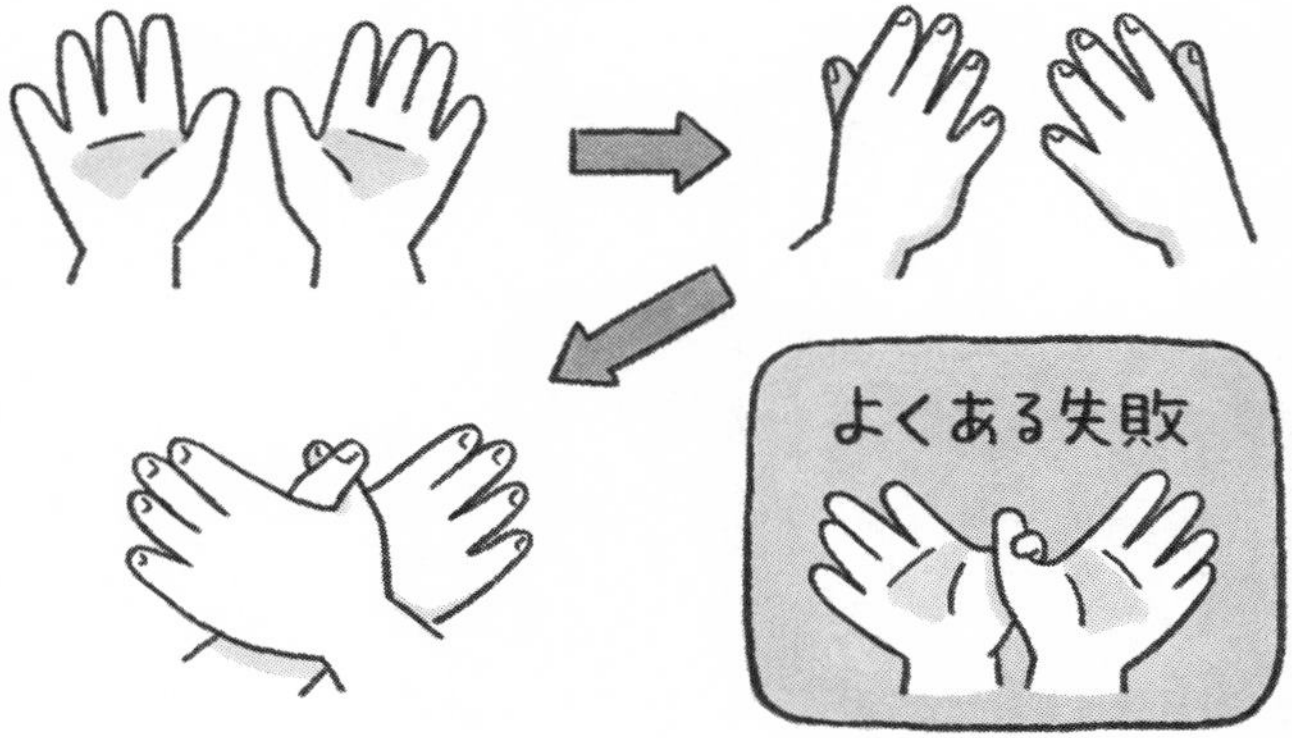

両手のひらを外側に向けて開く。そこから手のひらが自分のほうを向くように回転させ、親指と親指を引っかけてハトの形に。頭頂葉が衰えると、手のひらが外を向いたハトになってしまう。簡単に見えて、3つのなかではいちばん難しい。

認知症に「徹底抗戦」し、Uターンに成功した例

認知症グレーゾーン診断後の「もう一つの分かれ道」

認知症や、認知症グレーゾーンと診断された直後は、誰でもショックを受けます。それでも、ある程度の時間が経つと、その後の対応を考えるようになります。人によってさまざまですが、主に次の3つのタイプに分けられます。

①「早期発見、早期絶望」型

早く発見できたのに、最初から絶望して気力を失い、何の対策も講じないタイプ。

②「完全否認」型

自分が認知症グレーゾーンであることを認めず、何も対策をしないタイプ。

③「徹底抗戦」型

認知症グレーゾーンと診断されて一度は落ち込んでも、「回復できるチャンスはあるんだ」「グレーゾーンで見つかってむしろ幸運だ」と思い直し、Uターンするために積極的に取り組むタイプ。主治医などのアドバイスに熱心に耳を傾け、認知症に関する本を読んだり、インターネットで情報を集めたりして症状と向き合います。

「徹底抗戦」する姿勢こそ、Uターンの決め手

この3つのタイプのうち、**認知症に最も進みにくいのは、おわかりのように「徹底抗戦」型です。**

［認知症に進みにくいのは「徹底抗戦」型］

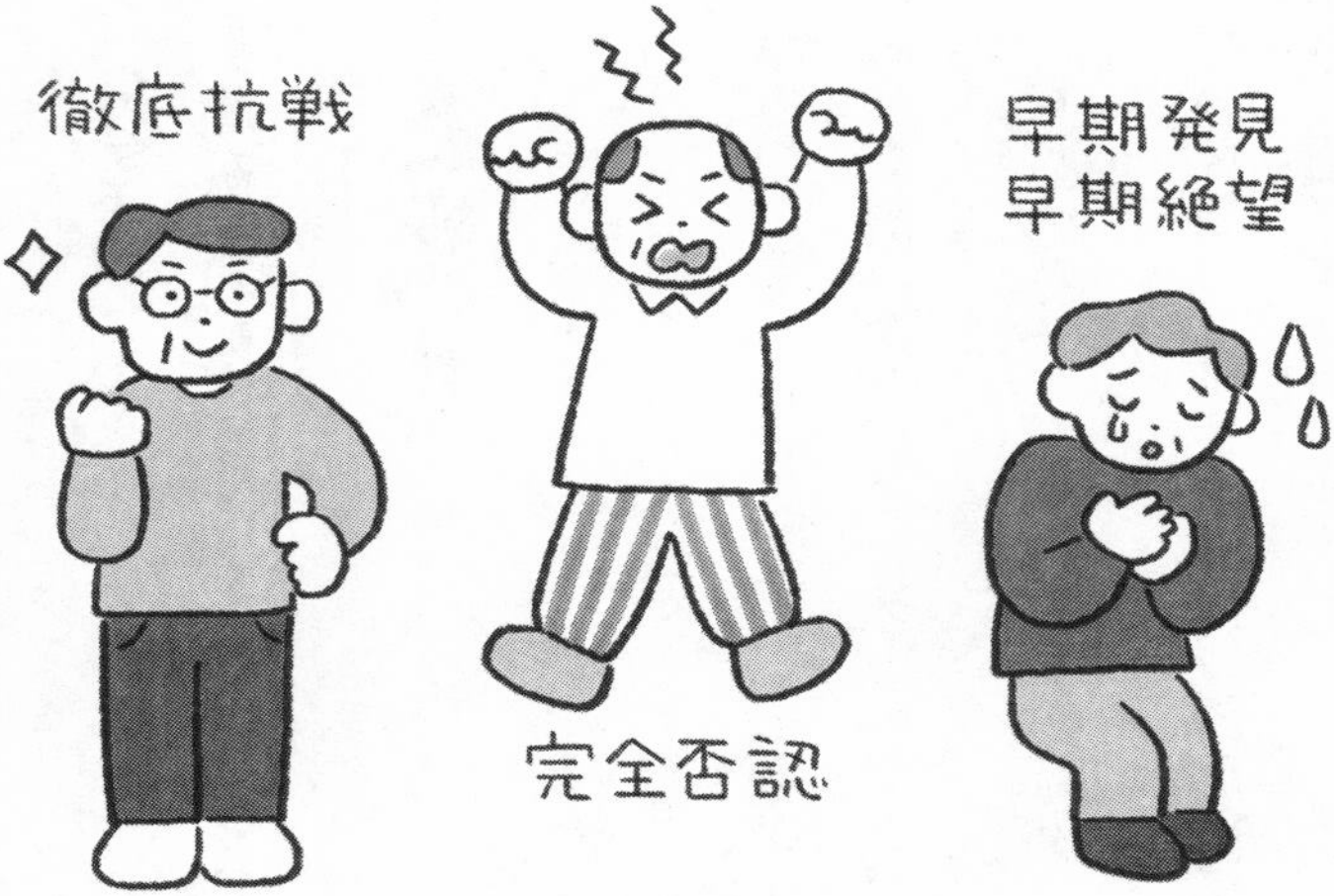

『週刊朝日』の副編集長をしていた山本朋史さん（71歳・男性）もその一人。

山本さんは60歳を過ぎたあたりから、仕事でミスを繰り返すようになったといいます。そして、ダブルブッキングなど、それまではあり得なかった失敗をしたことをきっかけに、2013年に当院を受診しました。その結果、MRIと脳血流の検査により、認知症グレーゾーンと判明したのです。

山本さんはその後、「絶対にUターンしてやる」との思いから、認知力アップのために、運動療法や食事療法、芸術療法、オンラインゲームによる脳トレなど、第3章以降で紹介するようなトレーニングの指導を受けられるデイケアへ通い始めました。

65歳で退職し、フリーランスとなったあとは、テレビをボーッと観て過ごすような生活は避け、「この時間にはこれを行う」といった規則的な習慣を心がけました。そして、人と交流する機会を意識的に増やしたといいます。

その結果、認知機能が健康な状態に回復していることが当院の検査で確認されました。

数年の歳月をかけてUターンに成功したのです。

そして、認知症グレーゾーンと診断されてから10年が過ぎた71歳の現在でも、精力的に仕事を続けておられます。

「年甲斐もない生き方」がUターンのカギ

「こうあるべき」から自由になる

山本さんは、**認知症グレーゾーンからUターンするための最大のカギは「セルフケアを継続すること」に尽きる**といいます。そして、**「楽しみながらセルフケアをできたことが、長く続けてこられた一番の理由だった」とも。**

山本さんの言葉に学びましょう。

「楽しむ」ことは、セルフケアを続けるうえでとても重要なキーワードです。

私はいつも「60歳を過ぎたら〝年甲斐もない生き方〟をしましょう」と、講演会などでお話ししています。

たとえば、60歳を過ぎて筋トレを始めたりすると、「年寄りがそんなことをすると、ひざを痛めたり、骨折したりする危険があるからやめたほうがいい」と、周囲の人はたいてい反対します。しかし実際には、骨折を恐れて何もしないよりも、無理のない範囲で筋トレを行ったほうが、足腰を鍛えるうえで有効なのはもちろん、脳が刺激されて認知症対策にも効果があります(144ページ参照)。

年甲斐もない生き方については第3章で紹介しますが、とかく世間では「高齢者はこうあるべき」という偏見があり、その枠から外れた行動をとると猛烈に批判されがち。ファッションにしても、お化粧にしても、はたまた恋ゴコロにしても同様です。

ですが、「年甲斐もないことをする」ことでこそ、人生100年の時代を後悔なく生きることにつながる——そんなことを私に気づかせてくれた一つのきっかけが、Aさん（88歳・女性）の写真集でした。

『ピカピカ88—娘たちの着物に袖を通して—』の写真集が教えてくれたこと

Aさんは、私の患者さんの一人で、受診されたときにすでに認知症を発症しており、ふつうには回復が難しいと考えられました。しかし、認知症の患者さんによく見られる「気持ちの落ち込み（抑うつ）」「不安・落ち着きのなさ（焦燥）」「暴言・暴力」といった周辺症状はほとんど見られず、いつも笑顔で過ごしておられます。

これにはAさんの娘さんが、Aさんのそばにいつも寄り添い、温かく接していることが大きく影響していると思われます。

そんなAさんの娘さんが、Aさんのために企画・制作進行をして写真集を作りました。『ピカピカ88——娘たちの着物に袖を通して——』という写真集です。

そのタイトルどおり、88歳になったAさんが晴れやかな若々しい着物姿で、きれいにお化粧し、満面の笑顔で撮影された写真がたくさん収載されています。

娘さんからのご依頼で、私はその写真集のあとがきに次のような文章を寄稿しました（冒頭の一部を省略）。

アンチエイジングとか熟年期の充実とか言われます。しかし多くの人にとって何をしたらいいのか？　これは難しい問いです。その回答を突き詰めるなら、他人から認めてもらう、自分の存在を知ってもらうことだと思います。そのためには、一見「年甲斐もないことをやる」ことです。「年甲斐もない」という発言には、因習やこれまでの常識へのとらわれがこもっているようです。

「年甲斐もない」を実行するのに何をやるか？　その基本は若い頃から好きだったこと、得意な分野などにあるでしょう。趣味、スポーツ、歌唱や演奏、おしゃ

〔写真集『ピカピカ88─娘たちの着物に袖を通して─』〕

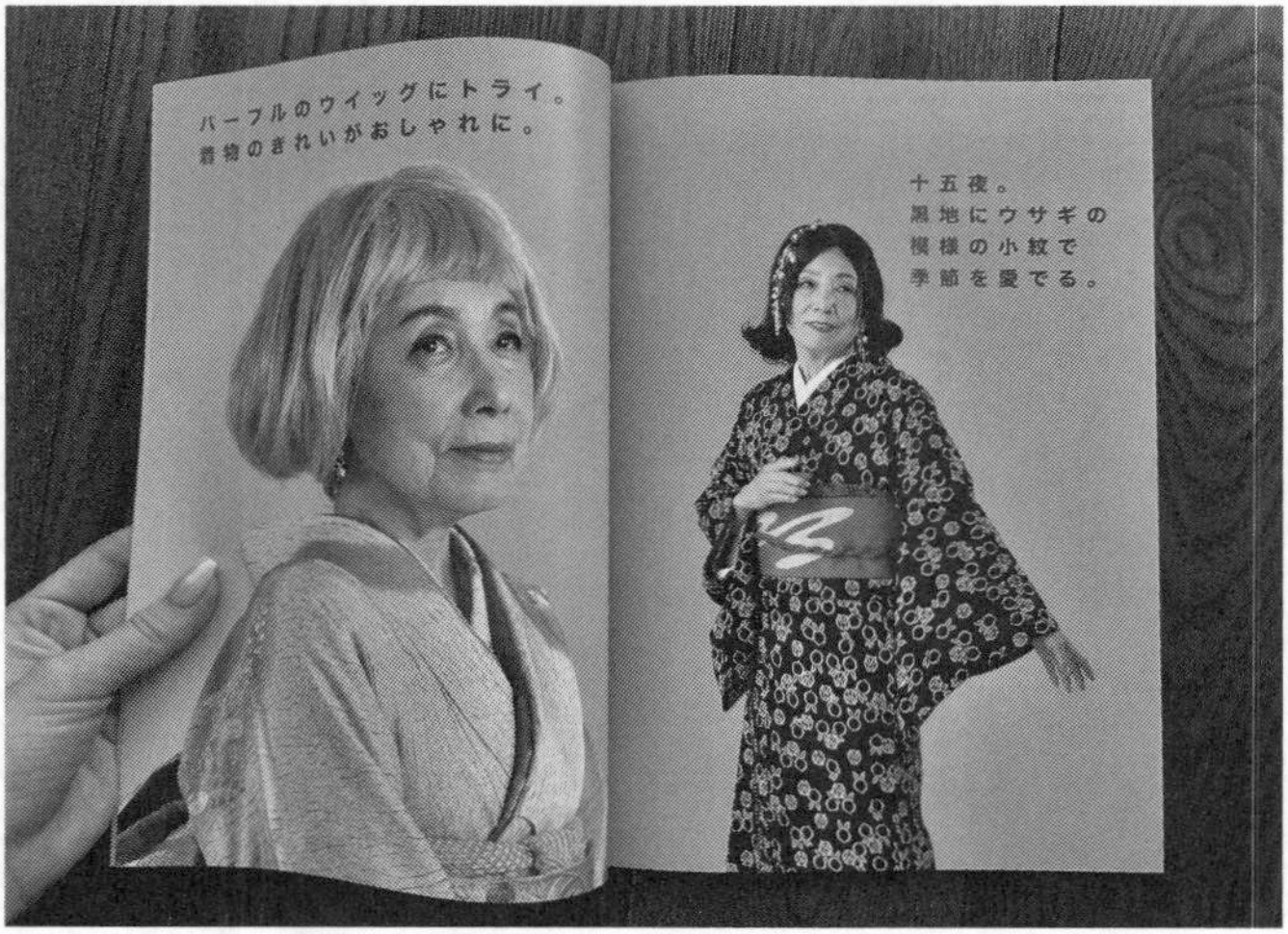
パープルのウイッグにトライ。
着物のきれいがおしゃれに。
十五夜。
黒地にウサギの
模様の小紋で
季節を愛でる。

れなどなど。それらを受け身でなく自らが創り演出することです。とは言っても、真似したくなる前例がそうあるわけでないのでここが難しい。そこを突破するヒントを与えてくださったのが、このAさんの写真集です。88歳になられた今でもみずみずしい美しさを、これまでの常識にないファッションの選択、それにマッチした髪型やお化粧でまとめ上げられました。忘れてならないのは、こうしたチャレンジでお母さんを活性化しようと企画し写真集に仕上げられたお嬢さんの心意気です。母と娘間の理解と共同で

この見事な作品集が仕上がっています。

人生百年時代の今日、誰しも「老」と言われてきた人生後半戦も生き甲斐・張り合いをもって生きたいものです。その難しい課題を一見「年甲斐もないこと」をやることで「見える化」したのがこの写真集です。

60歳を過ぎたら、年甲斐もないことをやりましょう。

ファッションでも、お化粧でも、生き方でも、何でも構いません。

これまでずっと**〝常識〟**だと思ってきたことを**いったんリセットし、自分のやりたいことがあったら、たとえ常識の枠から外れることであっても、周りの目を気にせずに挑戦する。**

ときには羽目を外したことに挑戦するほうが、脳はリフレッシュします。そう考え**るだけでも脳が活性化され、認知症や認知症グレーゾーンを退ける一助となります。**

そのことについては、第3章で詳しくお話しします。

第2章

「認知症グレーゾーンのサイン」と単なる老化の違い

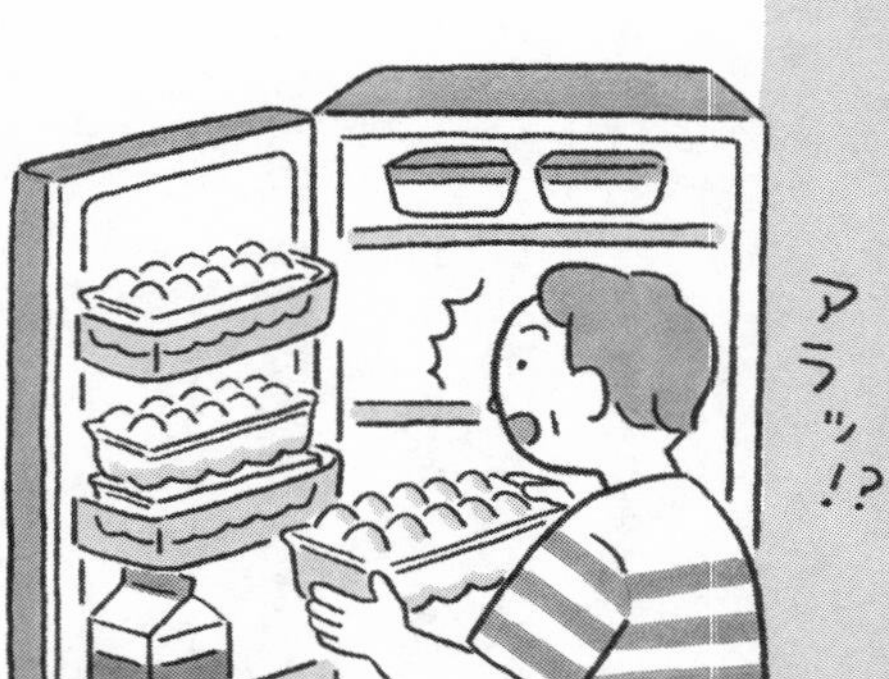

「人と会うのがめんどうくさい」

「ほら、あの人、誰だっけ？」

「あれ、またお財布が見つからない……」

身だしなみ、記憶力、人との交流、趣味、家電の操作、お金の計算など、生活すべてにグレーゾーンのサインが表れます。

「これ、自分のことかも」

「そういえば、親がこんな感じだ」

と思っても、怖がることはありません。

まだ手はあります。

単なる老化現象とグレーゾーンの違いにも、ぜひご注目を。

グレーゾーンの最初のサインは「めんどうくさい」

「めんどうくさい」を見過ごすと、本格的な認知症へまっしぐら

認知症では一般的に、「記憶の低下」ばかりが注目されますが、じつはその入り口は、意欲の低下です。記憶より先に〝意欲〟が落ちるということは意外と知られていません。そして、その**最初のサインが、「めんどうくさい」**。

認知症の前段階である認知症グレーゾーン（MCI：軽度認知障害）も、この「めんどうくさい」から始まります。

私たちがモノを考えたり（思考）、がんばろうと思ったり（意欲）、仕事をテキパキこ

［「めんどうくさい」は前頭葉の働き低下のサイン］

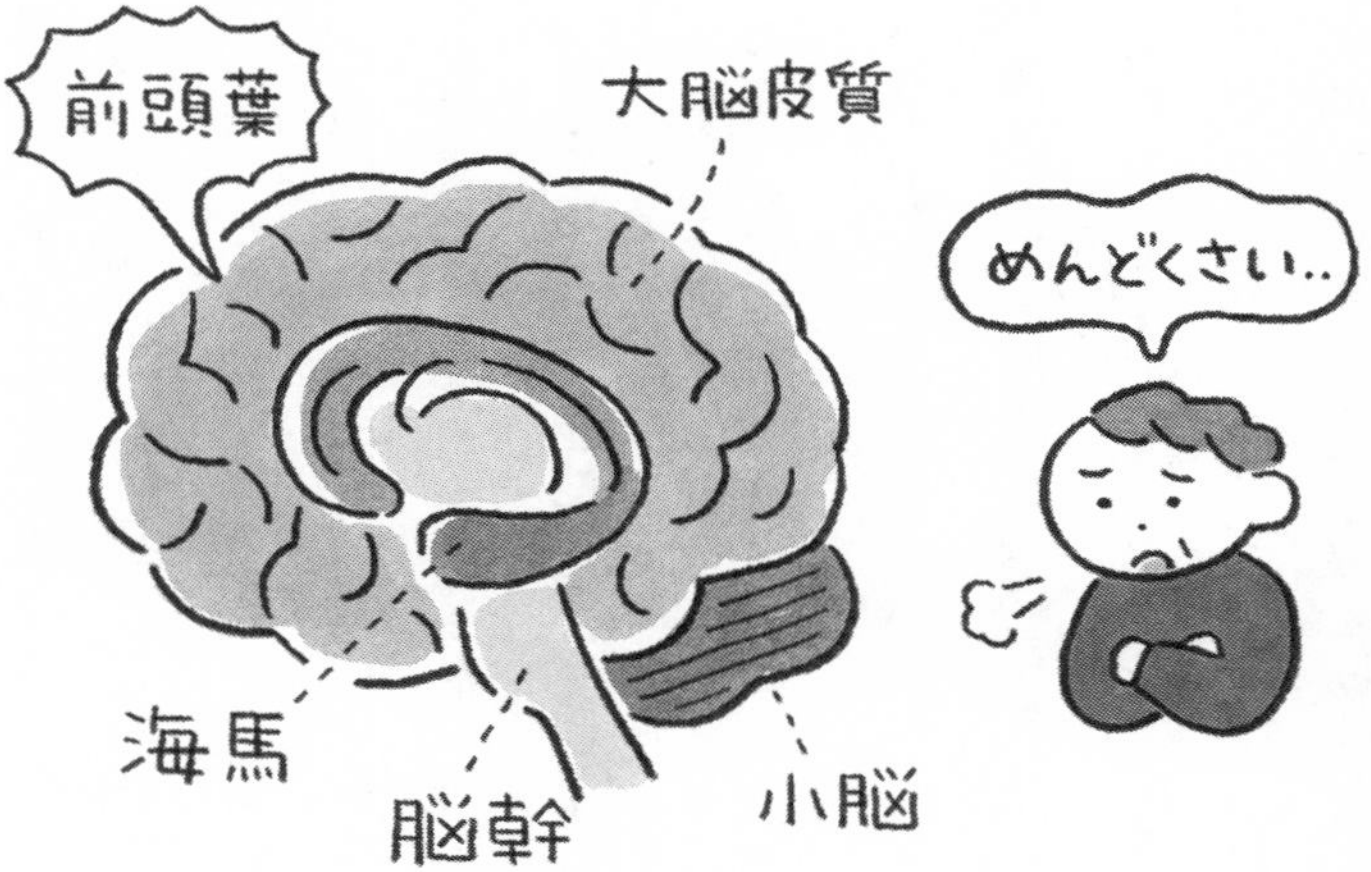

なしたり（判断力、集中力、注意力）できるのは、おでこの内側にある「前頭葉」と呼ばれる脳の活発な働きによります。

「めんどうくさい」は、この前頭葉の働きが大幅に低下するために起こります。前頭葉の働きが悪くなると、何をするのもしんどくなり、今まで当たり前にやっていたことができなくなります。

大好きな趣味、仕事・家事・育児といった生きるうえで重要なこと、さらには「歯みがき」のような長年の習慣さえもめんどうになり、「今やらなくてもいいか」「あとでいいや」と先送りするようになります。

この「めんどうくさい（意欲の低下）」のサインを見過ごして放っておくと、やがて脳の中で記憶を管理している「海馬」と呼ばれる部位が縮み始めます。

こうなると、「記憶の低下」が急速に進み、同時に不安やうつ、パニックなどの症状が現れ始めて、何も対策をしなければ、本格的な認知症へまっしぐら。

認知症グレーゾーンの「めんどうくさい」が始まった段階で発見し、対応することで、Uターンの可能性が高まります。

単なる老化と認知症グレーゾーンの見分け方は？

そこでこの第2章では、**「めんどうくさい（＝意欲の低下）」によって起こる症状と、「記憶の低下」によって起こる症状**、および、認知機能の低下による感情面のトラブルを分けて紹介していくことにします。それはすなわち、この本の冒頭でお話しした「意・情・知」からグレーゾーンの症状をひも解いていくことでもあるのです。

より自分事としてとらえられるよう、私がこれまでに接してきた数々の認知症グレーゾーンの患者さんたちのエピソードも、できるかぎり盛り込みました。

自分やご家族に当てはめてみて、

「そういえば私、最近こんな行動をしているかも」

「これはまさにうちの親だ！」

と思う項目がいくつもある場合は、第3章以降で紹介する「Uターンするための対処法」を今日から始めましょう。それと同時に、すぐに専門外来を受診することをおすすめします。


ただし、認知機能の衰えは、ふつうの老化現象でも見られます。

「ならば、認知症グレーゾーンが始まっているかどうか、どこで見分ければいいの？」

と思いますよね。これはとても大切なポイントなので、**老化にともなう変化と、認知症グレーゾーンが疑われる症状との違い**についても、この章では取り上げていきます。

意欲の低下による症状

社交的だった人が、急に出不精になったら要注意

単なる老化と認知症グレーゾーンの違い

どんなに社交的な人でも、年をとって足腰が弱ってくると、外出する回数は減ります。それでも、**定期的に馴染みの店へ出かけたり、行きつけの美容院へ行ったりしておしゃべりをする。そんな日常を楽しめているなら、単なる老化の範囲内。**

Bさん（女性・82歳）も最初はそうでした。

明るい性格のBさんは、家族や友人と旅行へ出かけることが大好きで、80歳を超えてひざに痛みが出始めてからも、友人たちとの月1回の「女子会ランチ」には欠かさ

ず参加していました。

ところが、半年ほど前からBさんは、友人の誘いを断るようになったのです。それどころか、誘いの電話にすら出ません。ご主人が心配して「なぜ行かないの?」と尋ねると、「人と会うのがわずらわしい」と言います。友人とけんかしたわけでもなく、とにかく外に出ることさえおっくうがり、家に閉じこもるようになりました。

このように、**もともと社交的な人が他者とのコミュニケーションを「わずらわしい」と言うようになったら、認知症グレーゾーンのサインである可能性**が考えられます。

家族の気づきポイント

ポイントは、「もともとはどうだったのか」という点です。

Bさんのように、「もともとは社交家だったのに、急に出不精になった」というような、**もともとの性格から急に大きく行動が変わってしまうようなケースは、危険サイン**と考えてよいでしょう。

また、定年を迎えたあと、筆まめだった人が急に「来年から年賀状を出すのをやめる」と言いだすのも、認知症グレーゾーンによる「めんどうくさい」の表れです。

以前は必ず「○○さんお元気ですか。また一杯やりましょう」といった一言を添えていたのに、それがめんどうで年賀状をなかなか書かないか、書くのに手間取る。

「なぜ年賀状を書かないの?」と尋ねると、「終活の一環として、年賀状をやめることにした」といった、もっともらしい言い訳をしがちです。

しかし、たいていの場合は、単に「めんどうくさい」というのがホンネなのです。

ノーメイクやボサボサ髪も「人前では整えられている」ならまだ安心

単なる老化と認知症グレーゾーンの違い

もともと無精で、「毎朝お化粧するのがめんどうくさい」「ヒゲ剃りがなければ、もっと寝坊できるのに」と思う人もいるでしょう。とくに定年後は家で過ごす日が増え、見た目のケアに手を抜きがちです。

それでも、**人前に出るときはきちんと身だしなみを整えられているなら、単なる老化の範囲内。**これに対して、以前と違って人前でもノーメイク、または無精ヒゲのまま平気で過ごすようになったら、認知症グレーゾーンが疑われます。

たとえばCさん（78歳・男性）は、若い頃からおしゃれに人一倍気を遣っていました。近所のコンビニへ行くときも、髪形をびしっと整え、ヒゲを剃り、服装も整えて、いつ誰に見られても恥ずかしくないコーディネイトを心がけていたほどです。

ところが、70代半ばを過ぎた頃から、「ちょっと買い物をするだけなら、ヒゲ剃り

［無精ヒゲ、ボサボサ髪もグレーゾーンのサイン］

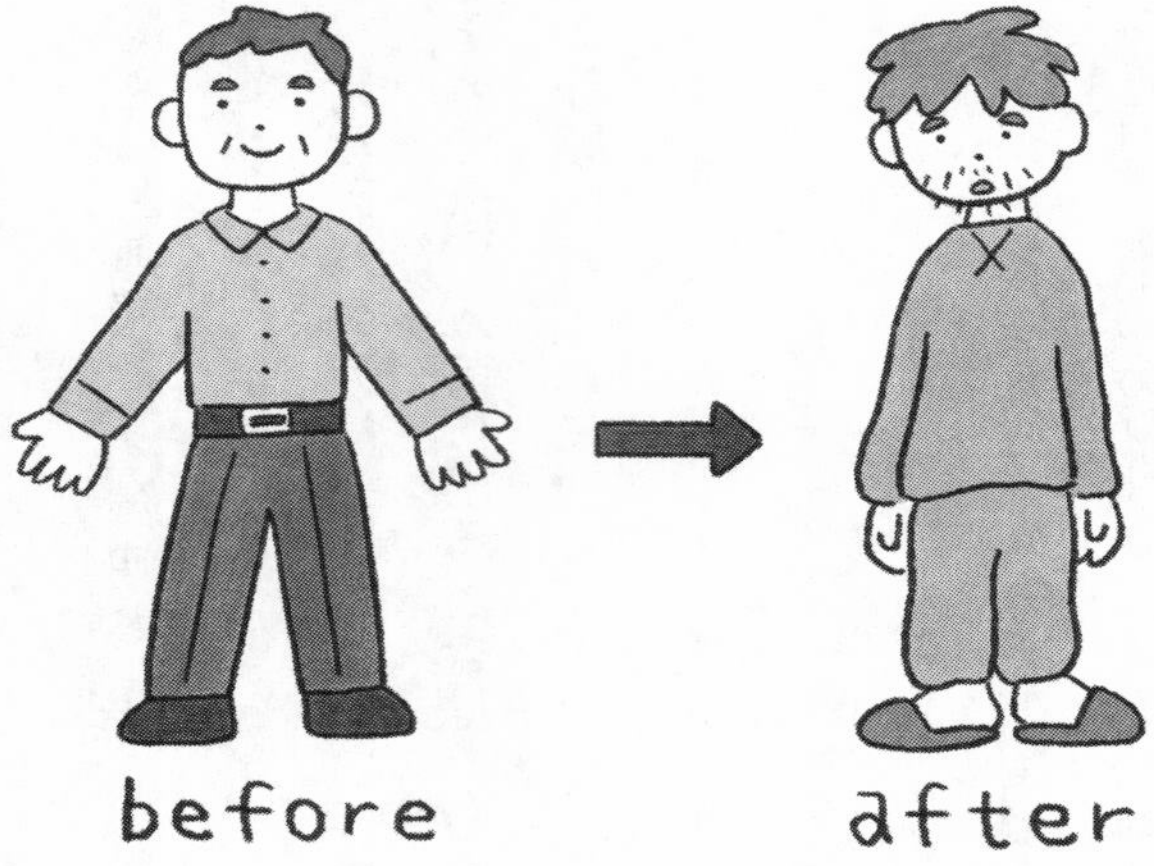

なんていいか」と言いだし、そのうちボサボサ髪で、上下スエットのまま外出するように。「これは何かおかしい」と不安になった娘さんが内科の主治医に相談して、認知症の専門外来につながったケースです。

家族の気づきポイント

Cさんのように、「今までと違う」という変化はご家族が気づく最大のポイントです。

初夏なのに冬物を着ていたり、フォーマルなものとカジュアルなものをちぐはぐに組み合わせていたり。あるいはにおいなどの五感も鈍くなるため、お風呂に入りたがらない、下着を毎日取り替えなくても気にしない、といった変化もよく見られます。

長年の趣味や習い事に、急に興味をなくしたらグレーゾーンのサインかも

単なる老化と認知症グレーゾーンの違い

定年後、「健康のためにスポーツジムへ通い始めました」「脳活のために俳句を作っています」と言っていたのに、3カ月も経たないうちにやめてしまう……。

年齢とともに集中力が落ちてくるため、こういう「飽きっぽさ」は、ある程度はしかたのないことです。

認知症グレーゾーンの人の特徴は、**長年続けてきた趣味や習い事に対し、急に興味**

を失ってしまうところにあります。

Dさん（67歳・女性）は、華道の師範を約30年も続け、お弟子さんが40人以上もいました。子育て中も、並々ならぬ熱意をもって、自分自身のスキルの向上、そしてお弟子さんの指導に取り組んできた方でした。

それが半年ほど前から「弟子の指導がめんどうくさい」「お花を生けても楽しくない」と、周囲にもらすようになったのです。

心配したご家族が当院へ連れてこられ、グレーゾーンと診断したケースです。

家族の気づきポイント

別の例では、若い頃からほぼ毎日徹夜で麻雀をしていた70代の男性が、急に麻雀をやらなくなったということもありました。奥さんが「頭の運動になるから、またやればいいじゃない」と言うと、本人は「4人そろえるのがめんどうだ」と答えたそうです。まさに〝めんどうくさい脳〟が始まっている典型的なケースです。

そのほかにも、自分の決めた距離（または歩数）の散歩を日課としていた人が、ある日を境にやめてしまったような場合も要注意です。

このように、長年続けてきた趣味や習い事に対して急に興味を失う様子が見え始めたら、認知症グレーゾーンの入り口を疑ってもいいでしょう。

感情面のトラブル

グレーゾーンの人は、押し売り詐欺、国際ロマンス詐欺に引っかかりやすい

単なる老化と認知症グレーゾーンの違い

詐欺に引っかかった親御さんを連れて、息子さんや娘さんが当院へ相談に来られるケースも結構あります。たとえば、身内からの電話と信じてお金を振り込んでしまう

「振り込め詐欺（オレオレ詐欺）」はその代表です。

ご家族は口をそろえて「しっかり者の母が、こんな詐欺に引っかかるなんて認知症に違いない」と言います。しかし、それは大きな誤解です。

なぜなら、振り込め詐欺などの特殊詐欺は巧妙にしくまれているため、指示されたことを忠実に守るには認知症はもとより、認知症グレーゾーンの人にもハードルが高過ぎます。逆にいうと、**振り込め詐欺に引っかかってしまうようなら、まだ脳が働いている証拠。通常の老化の範囲内**だといえます（十分注意してください！）。

認知症グレーゾーンの人が引っかかりやすいのは、もっと単純な「押し売り詐欺」です。家へ訪ねてきた親切そうな営業マン（ウーマン）の話に乗っかって、高額な商品を買ってしまうとか、あるいは自分の持っている貴金属を安い値段で買い取られてしまう「買い取り詐欺」にあう例もよくあります。

最近では、国際ロマンス詐欺（外国人を装った詐欺師が、出会い系サイトやSNSを使ってターゲ

［グレーゾーンの人は「押し売り詐欺」に注意］

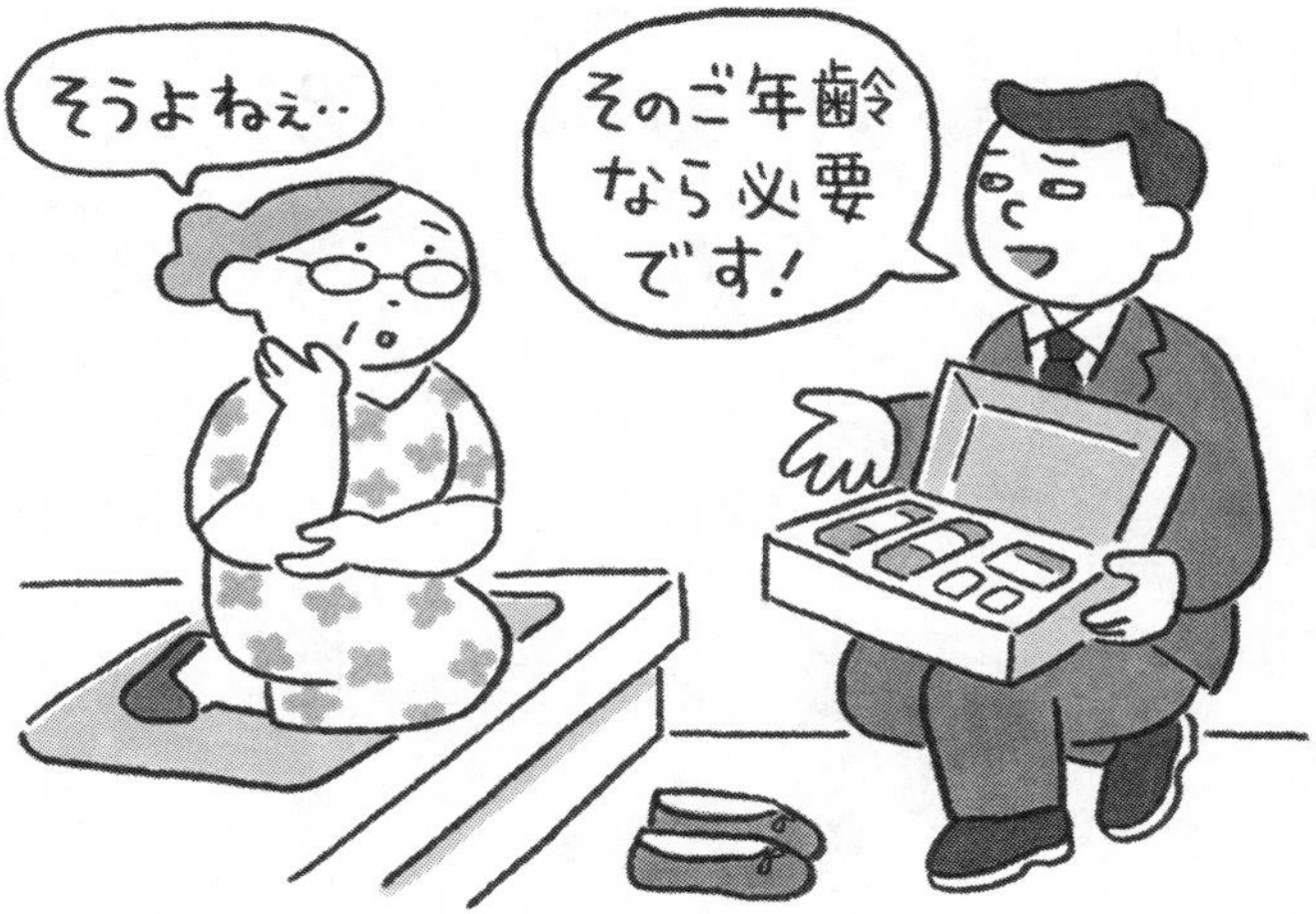

ットに恋愛感情を抱かせ、お金を送金させる犯罪）に引っかかる人も増えています。

当院でも、待合室で患者さん同士おしゃべりしているときに、「それ詐欺じゃない？」と周りの人が気づいて発覚した例もありました。

家族の気づきポイント

押し売り詐欺の場合は、親に宛てて高額商品がいくつも届いたり、身に覚えのない請求書や督促状が次々送られてきたりすることで、家族が初めて気づくケースが多く見られます。「お母さん、これは詐欺だよ」と言っても、本人はなかなか納得しません。

当院の患者さんのなかには、「家族は私の話をちっとも聞いてくれないけれど、あの人（詐欺師）は3時間も親身になって話を聞いてくれたんですよ」と泣き崩れた女性もいました。

あなたのご主人は、奥様は、親御さんは、さみしさを抱えていませんか？

そこに配慮することも、詐欺対策の重要なポイントになるのです。

怒りやイライラを感じやすくなっても コントロールできているならふつうの老化

単なる老化と認知症グレーゾーンの違い

年をとると、誰でもイライラして怒りっぽくなります。

加齢とともに、感情をコントロールする脳の前頭葉の機能も衰えてくるため、これは自然な反応です。とくに現役時代、それなりの地位や役職に就いていた男性は、退職後に若い人から〝単なるおじさん〟扱いされると、「バカにされた」と感じて怒りを覚えがち。その背景には、高齢者自身のプライドと、周囲の人たちのリスペクトが足りないことが大きく関係しています。

それでも通常は、その怒りを言葉や行動で表すことはありません。

しかし、**認知症グレーゾーンになると、ブレーキが利かなくなって、TPOをわきまえずに大声で怒鳴ったり、ときには暴力をふるったりするまでになってしまうことがあります。**

そこには、単なる老化現象の範囲を超えて脳の機能が落ちてしまったため、自分で自分を制御できないという理由があるのです。

Eさん（69歳・男性）もそうでした。

息子さん家族とレストランで食事をしていたとき、5歳のお孫さんの好きなフライドポテトの皿にケチャップが添えられてないことに腹を立て、大声で責任者を呼んで怒鳴りつけたあげく謝罪をさせたのです。

当院に来られた本人が自慢げにお話しされていたので、間違いありません。

同席していた息子さんが「おだやかな父親だったのに、急に怒りっぽくなり、おじいちゃん子だった息子（孫）も近寄らなくなりました」と涙をこぼしていた姿が忘れられません。

家族の気づきポイント

もともと気の荒い人は別として、**年をとってからむやみに人に怒りをぶつけるような言動が続いた場合は、危険サイン**と考えていいでしょう。

ときにはEさんのように、人格が変わってしまったように見えることもあります。

また、認知症グレーゾーンではなかったとしても、精神面に何らかのトラブルが起こっている可能性があるため要注意。たとえば、ストレスなどからくる「老年期うつ病」（236ページ参照）の症状の一つとして、急に怒りっぽくなることもあります。

パニックになっても、すぐに冷静になればリスクは低い

単なる老化と認知症グレーゾーンの違い

年齢を重ねてくると、認知機能の衰えからパニックになりやすくなります。それでも「一瞬あわてふためく」程度で、すぐに冷静さを取り戻せるなら、さほど心配はありません。

たとえばあなたは、いつも左ポケットに入れているスマートフォンがないことに驚

いたとき、どうしますか？

右ポケットやカバンの中など、順番に探していくことができれば、大丈夫です。

これに対して**認知症グレーゾーンの人は、想定外の事態が起こると頭が真っ白になり、順序だてて考えられなくなりがち。**「落ち着け、オレ」と思えば思うほど混乱し、同じところばかり探して「ない、ない、ない」とパニックになります。

脳の前頭葉は判断力などの役割も担っているため、その働きが低下すると、〝急に困ったときの段取り〟が立てられず、感情をコントロールできなくなるのです。

これがパニックです。

当院に通っている60代の患者さんが、出張先で道に迷い、パニックに陥ったことがありました。約束の時間まで余裕がなかったことから、「どうしたらいいんだ」と頭が真っ白になり、同じ道を行ったり来たりしていたそうです。

たまたま通りかかった女性が、「どうされました？」と声をかけてくれたため、事

［頭の中は「どうしよう」でいっぱい］

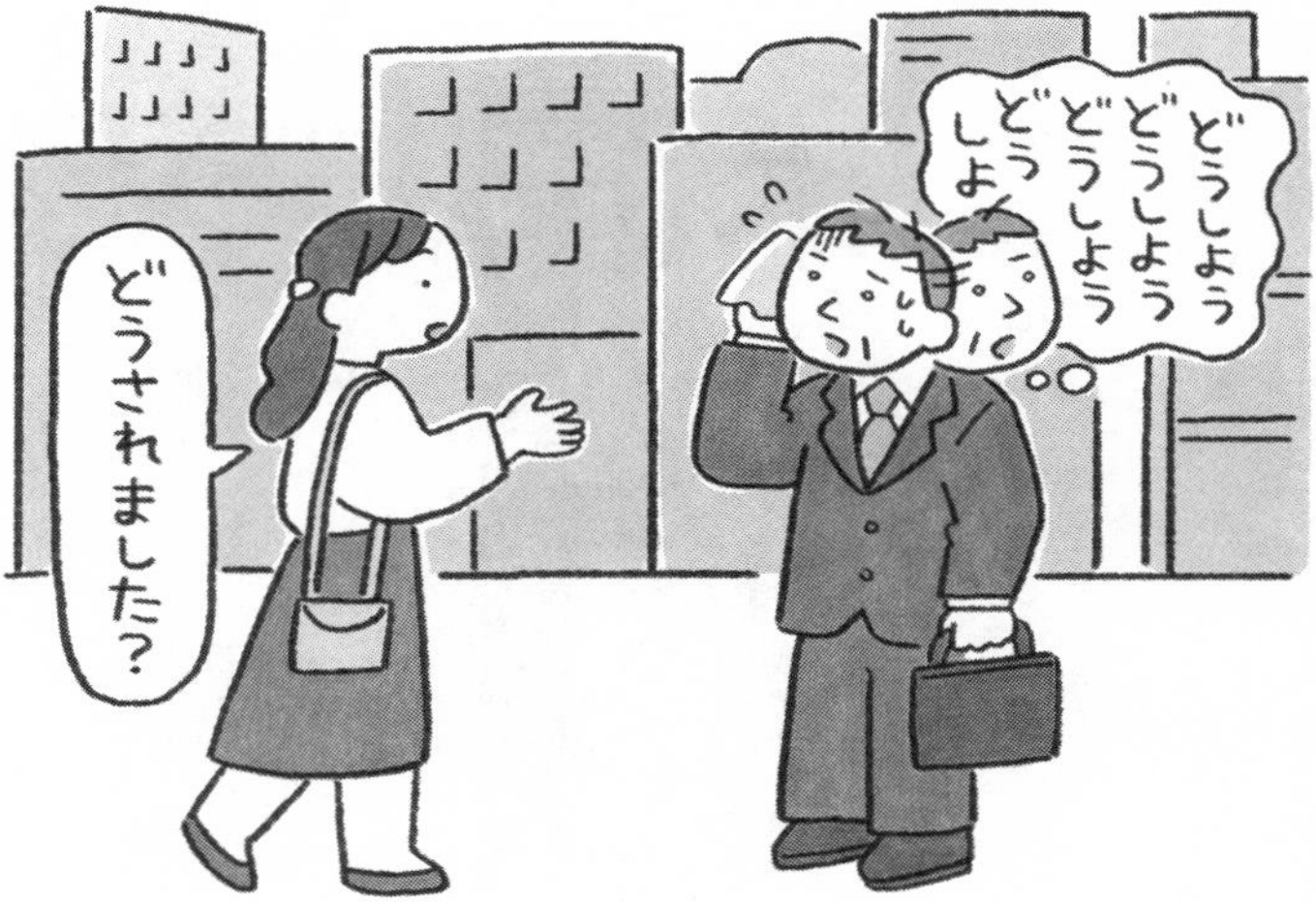
どうしよう
どうしよう
どうしよう
どうしよ
どうされました？

情を説明し、やっと冷静さを取り戻したといいます。

脳の働きが健常であれば、相手に電話をして遅れることを伝えたり、周りの人に行き先の場所を聞いたり、といった解決策をいくらでも思いつきます。それが認知症グレーゾーンの人は「どうしよう、どうしよう」で頭がいっぱいになり、作戦を考えるステップを踏めなくなるのです。

家族の気づきポイント

パニックになる脳のメカニズムは、健常な脳の人には理解しがたい部分があります。どのタイミングでスイッチが入るかわかりません。
「なぜこんなことであわてているの？」「対応すればいいだけなのに」と思うようなことに対して、パニックを何度も繰り返すといった症状が見られたら、認知症の専門外来を受診することをおすすめします。

記憶の低下による症状

レジでまごつく程度は大丈夫 お札しか出さなくなったら危険水域

単なる老化と認知症グレーゾーンの違い

買い物に行って、レジで「３７５０円です」と言われたとします。
このとき、多少まごついたとしても、お財布から千円札3枚、百円玉7枚、十円玉

5枚を出せているうちは通常の老化現象、問題ありません。

一方、認知症グレーゾーンの人は、注意力や集中力が低下しているため、お財布からお金を出している途中で「あれ？ 今いくら払ったっけ？」「百円玉を何枚出せばいいのだろう」とわからなくなります。お金を正確に支払うには、想像以上に脳をフル稼働させる必要があるのです。

レジでお金の支払いに一度失敗すると、それをきっかけにお札しか出さなくなる場合が多く見られます。「めんどうくさい」という思いと「恥をかいた」というトラウマから、数百円の商品でも1万円札しか出さないと決めている人もいます。

最近はクレジットカードやスマートフォンなどで支払いができる店が増えており、手順を覚えればそちらのほうが簡単です。しかし、慣れないことをするのがめんどうで現金払いしかしないのも、認知症グレーゾーンの「あるある」です。

なお、後ろに並んでいる人に気を遣い、小銭をあきらめて1万円札を出したのだと

［どうしてここにもあそこにも小銭が？］

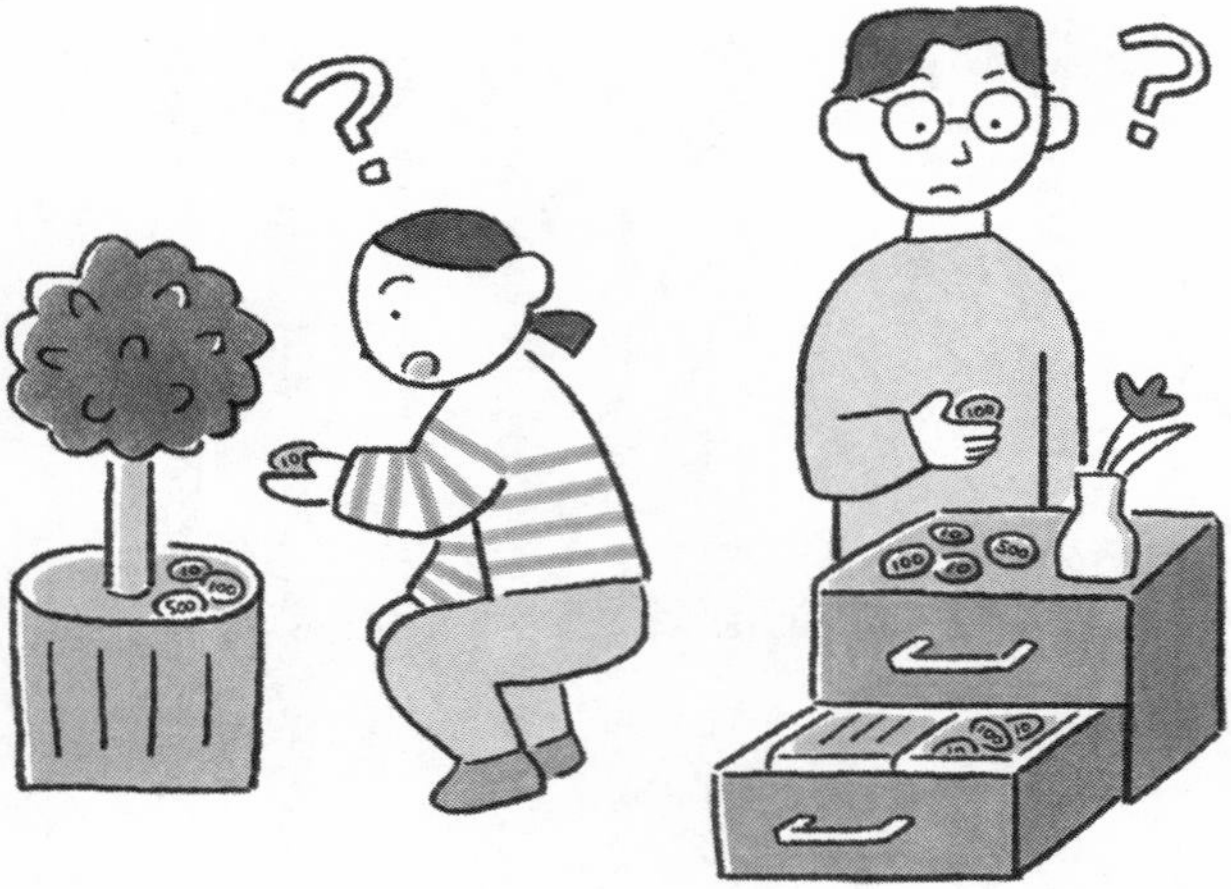

したら、それは問題なし。むしろ、**周囲の人に気遣いできることは、脳がしっかり働いている証拠です。**

家族の気づきポイント

買い物から帰ってくるたび、お財布やポケットが小銭でパンパンに膨れている場合は要注意です。お財布やポケットから出した大量の小銭が、家のあちこちで見つかることもあります。

認知症グレーゾーンの人は、自分の異変を知られたくないという意識がまだ残っています。そのため、家族が「お母さん、この小銭は何？」と聞いても、「孫のお年玉にする」とか「小銭貯金」といった言い逃れをしがちなので、注意してみてください。

連続ドラマを観なくなるのはストーリーを覚えられないから

認知症グレーゾーンのサイン

Fさん（74歳・女性）は、テレビドラマが大好きで、とくにNHKの朝の連続ドラマを若い頃から欠かさず観ていました。

ところが、70歳を過ぎた頃から、朝ドラを観ている途中でチャンネルを変えるようになり、そのうちテレビは相撲と懐メロの歌番組しか観なくなりました。

Fさんのような変化は、認知症グレーゾーンの人によく見られる現象です。

連続ドラマというのは、前回のストーリーを覚えているからこそ、次の展開を楽しめます。ところが、**認知症グレーゾーンの人は前回のストーリーの記憶が薄れているので、ドラマの展開を追うのが難しくなります。**

一方、相撲や懐メロの歌番組は、何も考えずにボーッと観ていられます。記憶に残す必要もないため、ストレスなく視聴できるのです。

ただし、『水戸黄門』や『相棒』のような一話完結のドラマであれば、認知症グレーゾーンであっても楽しめます。

家族の気づきポイント

ご家族が不思議に思い、「なぜ観ないの?」と尋ねると「最近のドラマはつまらない」と答えるケースがよくあります。

しかし、それはその場の言い逃れであり、実際はそれまでのストーリーの記憶がないので「意味がわからない」「つまらない」と感じている場合が少なくありません。言葉の背景にある本心を察する必要があります。

家電の操作のもたつきはリカバリーできるかどうかがカギ

単なる老化と認知症グレーゾーンの違い

年をとると、若い頃は簡単にできた家電の操作にも、もたつくようになります。たとえば、全自動洗濯機。最近までは難なく使えていたのに、加齢とともに老眼が進んだり、手の細かい動きが鈍ってきたりすると、「あっ、押し間違えた」というミスが起こりやすくなります。

それでも、落ち着いていったん電源を切り、再度スタートボタンを押して操作し直すことができれば、多少もたついたとしても老化現象の範囲内です。

一方、ボタンの押し間違いに気づかなかったり、気づいてもリカバリーできず、洗濯をあきらめてしまったりするようなら、認知症グレーゾーンが疑われます。

早くに奥さんに先立たれた一人暮らしのGさん（67歳・男性）は、定年まで公務員を勤め上げ、定年後も再雇用で65歳まで働き続けた、とても誠実な方でした。

そんなGさんが引退して2年後の、ある真夏の暑い日のことです。

近所に住んでいる娘さんのところに、「エアコンが故障して動かない」とGさんから連絡が入ったのです。

娘さんは父親が熱中症になっては大変だと思い、急いでかけつけました。

しかし、Gさんの行動を見てびっくり。Gさんは、テレビのリモコンをエアコンに

［リモコンが違うことに気づかない］

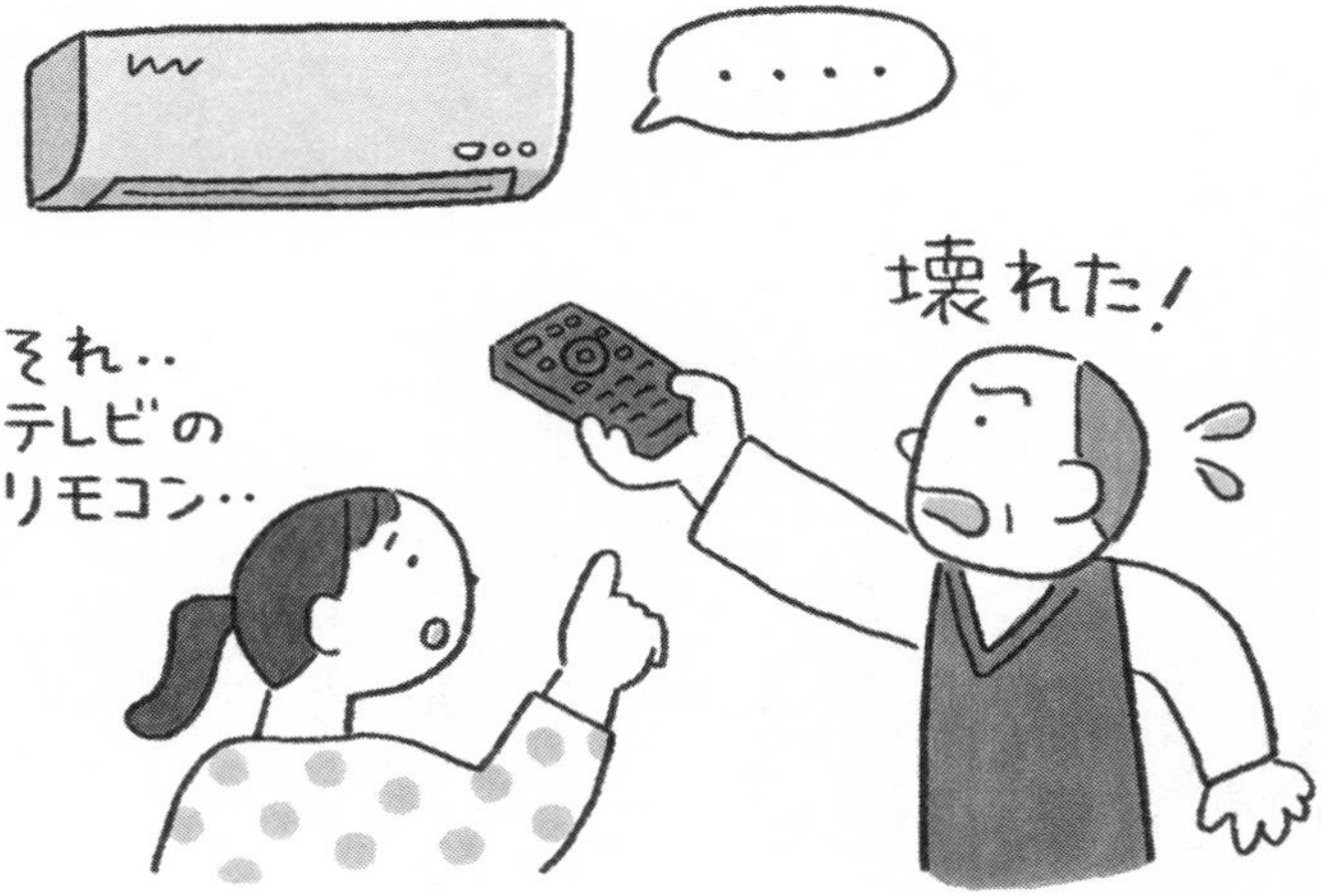

向け、必死で電源ボタンを何度も押していたのです。

このように、家電の簡単な操作ができなくなることで家族が異変を感じ、受診につながることはよくあります。

家族の気づきポイント

家事を普段まったくしない男性が、奥さんが亡くなったあと、洗濯機や掃除機の使い方がわからないという場合は問題ありません。

ご家族の気づきの**最大のポイントは「今まで当たり前に使っていた家電が、急に使**

えなくなる」という点です。

また、認知症グレーゾーンで家電の使い方がわからなくなっても、操作が簡単な「電子レンジだけは使える」という人が結構いらっしゃいます。

いわば電子レンジは最後の砦で、電子レンジが使えるうちは、出来合いの総菜を買ってきてチンして食べられるため、グレーゾーンの人でも一人で生活できます。

逆にいうと、電子レンジを使えなくなったら、かなりの重症です。

グレーゾーンを超えて認知症が始まった証ともいえます。

診断を受けたうえで、ストーブ、コンロ、アイロンなどの危険がともなう家電の使用は避けさせることを提案します。

また、電気コードの劣化や、ほこりがたまることによる火災も考えられます。とくに、高齢の親御さんと離れて暮らすご家族は、帰省したときにしっかりと確認するなど、注意して見てあげてください。

「名前が出てこない」はよくあること 見極めポイントは「身近な人」の名前

単なる老化と認知症グレーゾーンの違い

「あの俳優の名前、何だったっけ?」「ほら、有名な俳優だよ。えーっと……」

そんなやりとりは、年をとると誰でも増えてきます。

でも、**自分の子どもや孫など、ごく身近な親族の名前をなかなか思い出せない、となると**話は別。**認知症グレーゾーンが始まっている可能性が濃厚**です。

Hさん（78歳・男性）には、2人のお孫さんがいらっしゃいます。一人は小学2年生、もう一人は幼稚園児で、ともに男の子。どちらも70歳を超えてから生まれたお孫さんなので、目に入れても痛くないほど可愛がっていました。

それが最近は、2人の孫の名前を間違って呼んだり、誕生日を忘れたりして、「おじいちゃん、大丈夫？」と、幼い孫たちに心配される始末。

Hさんはすっかり落ち込み、娘さんに連れられて当院を受診して、認知症グレーゾーンだとわかりました。

家族の気づきポイント

Hさんの変化は、じつは自分のお子さんに対しても見られました。

これまでずっと息子さんのことを名前で呼んでいたのに、急に「おまえ」とか「おい」で済ますようになったといいます。

こうした近親者の名前のど忘れが何度も繰り返されるようなら、認知症グレーゾーンへ進んでいる可能性を疑うべきでしょう。

「同じものを買ってしまう」のもたまになら単なる老化の範囲内

単なる老化と認知症グレーゾーンの違い

「昨日、マヨネーズを買ってきて冷蔵庫を開けたら、未開封のマヨネーズがすでにあってびっくり。私ったらうっかり忘れて、もう本当にボケてるわ」

そんなサザエさんのような失敗談は、年齢とともに増えていきます。

けれども、Iさん（62歳・女性）の場合は、ちょっと違っていました。

［いったん気づいてもまた忘れる］

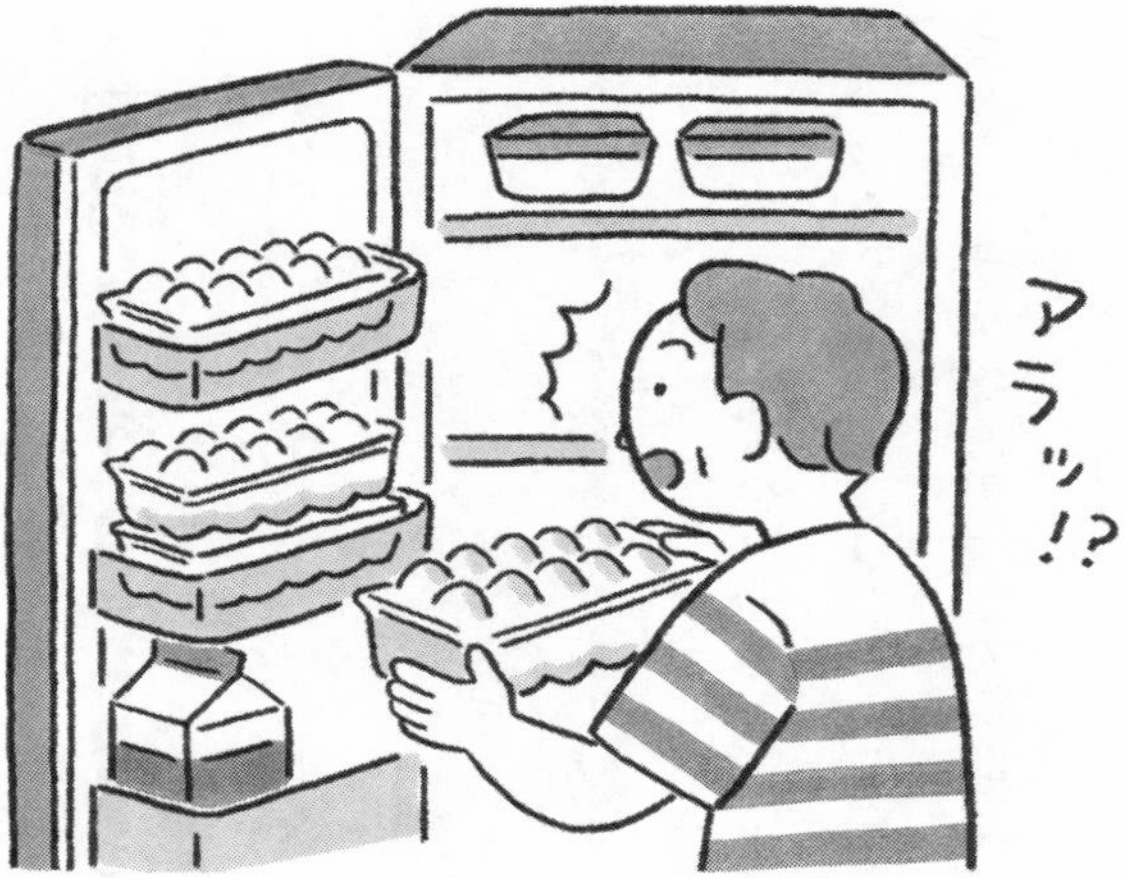

一人暮らしのIさんは、仕事帰りに買い物をして帰宅し、冷蔵庫を開けたところ、卵の10個入りパックが3つも入っていたのです。

「なんでこんなに……」と絶句したものの、「まあ、必要なものだからいいか」と思い直したIさんでしたが、なんとその翌日に、またもや卵の10個入りパックを買ってきてしまったのでした。

このように、**同じものを買うことが「たまにある」のは老化現象ですが、いったん気づいたのにまた同じものを買ってきてし**

まうのが認知症グレーゾーンの特徴です。

記憶をつかさどる海馬の働きが弱くなった結果、つい最近の出来事を覚えておくのが苦手になってしまうのです。

家族の気づきポイント

本人にとって「これがないと困る」と思っているものは何度も買ってくるのに対し、人から頼まれたものは買い忘れが目立つようになります。

たとえば、家族に「ビールを買ってきて」と言われても、自分の気になっている買い物で頭がいっぱいなので、人からの頼まれ事は記憶に残りません。すでにたくさん買い置きしているゴミ袋は購入しても、直前に頼まれたビールは忘れてしまいます。

「あれ？　私が頼んだビールは？」という違和感こそ、家族にとって気づきのポイントとなります。

「料理を作らなくなる」はグレーゾーンの代表的なサイン

単なる老化と認知症グレーゾーンの違い

若い頃から料理を作るのが大好きで、子どもが自立したあと、栄養士の資格を生かして自宅で料理教室を始めたJさん（66歳・女性）。

簡単でおいしい料理が評判となり、遠方からも習いに来る人が増えました。

ところが、5年ほど経った頃、Jさんは急に教室を閉じてしまいました。

その後、家族の食事も作らなくなり、台所に立つこともやめてしまったのです。

たまたま私の本を読んだご主人が、**料理を作らなくなるのは認知症グレーゾーンの**

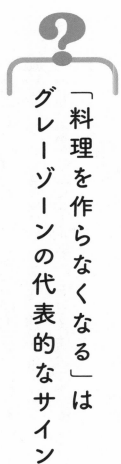

代表的な特徴の一つと知って当院を訪れ、Jさんは認知症グレーゾーンの中期であることがわかりました。

年齢を重ねると、料理をするのがおっくうになることはあります。レパートリーが減り、複雑なレシピが苦手になってくる。これはよくあることです。

しかし、パタリと料理をしなくなってしまったら、認知症グレーゾーンを疑う必要があります。その背景には、意欲と記憶の両方の低下が関係しています。

まず、食材を洗う、刻む、フライパンに油をひいて炒めるといった、基本的な動作はほぼできます。

しかし、前頭葉の働きが悪くなり、判断力が低下するにつれ、調理の段取りが難しくなります。また、記憶力が低下し、料理の手順を記憶しておけなくなりますし、調味料を入れたかどうかも忘れます。さらに、味見をしても味がわかりません。

普段は何気なく行っている料理は、じつは脳がフル稼働していないとできないもの

なのです（123ページ参照）。

そうなると、あれほど好きだった料理が楽しくなくなり、こんな料理を作りたい、家族に食べさせたいといった意欲もわいてきません。**料理は最高の〝脳活〟**ですから、さらに認知機能が低下していくという悪循環に陥ってしまうのです。

家族の気づきポイント

料理の味が大きく変わった。いつも手際よく調理していたのに最近もたついている。以前はほとんどなかった出来合いの総菜パックが食卓に並ぶようになった。

そんな変化が見られたら、認知症グレーゾーンが疑われます。一方で、たまに子どもや孫が遊びに来たときだけは、奮起して料理をすることもあります。ご両親と離れて暮らしている方は、普段の様子にもそれとなく注意してみてください。

また、失われた料理へのモチベーションを取り戻す方法もあります。それについては、120ページで紹介しますので、ぜひご参考にしてみてください。

「うっかり忘れ」「すっぽかし」は約束自体を覚えていたかどうかが重要

単なる老化と認知症グレーゾーンの違い

最近は60歳を過ぎても現役で働く人が少なくありません。年をとっても、豊富な経験を生かした人間力を武器に活躍している人はたくさんいます。

しかし、その結果、**現役で働いている人が認知症や認知症グレーゾーンになるケースが増えています。**仕事のスキルが落ちるだけでなく、よほど慎重にしていないと、大事な仕事の約束を「うっかり忘れる」といったことが起こりやすくなるのです。

それでも、**約束したことは覚えていて、それを反故にした自分にショックを受けて**

いるようなら、まだ老化現象の範囲内です。

なぜなら、**認知症グレーゾーンになると、メモ帳を見ても、何の約束だったかを思い出せない**ことが増えてくるからです。

Kさん（65歳・男性）は、加齢とともに記憶力が衰えていることを実感していたので、仕事で誰かに会うときは、いつもスケジュール帳に「この日は誰と、何時に会う」と書き記していました。

そんなある日、その日の予定を確認するためにメモ帳を見ると、「○○さん、17時」と書いてありました。通常ならすぐにわかるはずなのに、「え？　○○さんって誰だっけ？」「時間はわかるけど、場所はどこ？」と混乱し、その約束をすっぽかすことになったといいます。約束の時間をだいぶ過ぎた頃、先方から電話があり、「そうか、この人と約束していたんだ」とわかり、平謝りして許しを得たそうです。

家族の気づきポイント

若い頃から生真面目で、約束を破ったことなどない父親が、友人との約束をすっぽかしてしまい、さらには、約束したこと自体を思い出せない。

また、そうした事態を避けるために、スケジュール帳に細かくメモをとっているのに、そのメモを見返している様子がなかったり、メモを見ても「これは何だろう」とつぶやいていたりしたら、認知症グレーゾーンを疑う必要があります。

いかがでしたか？

あなた自身やご家族に当てはまる例はありましたでしょうか。

それでは、**次の第3章からは、いよいよ「健常な脳にUターンするための対処法」をお話ししていきます。**

この第2章の事例に心当たりのある人や、それ以外にも「最近ちょっとおかしい」と感じている人は、ぜひ読んで、「これは」と思うものから実践してみてください。

それと同時に、認知症の専門外来を受診してみることもおすすめします。

第3章

認知症グレーゾーンからUターンするための「生活習慣」

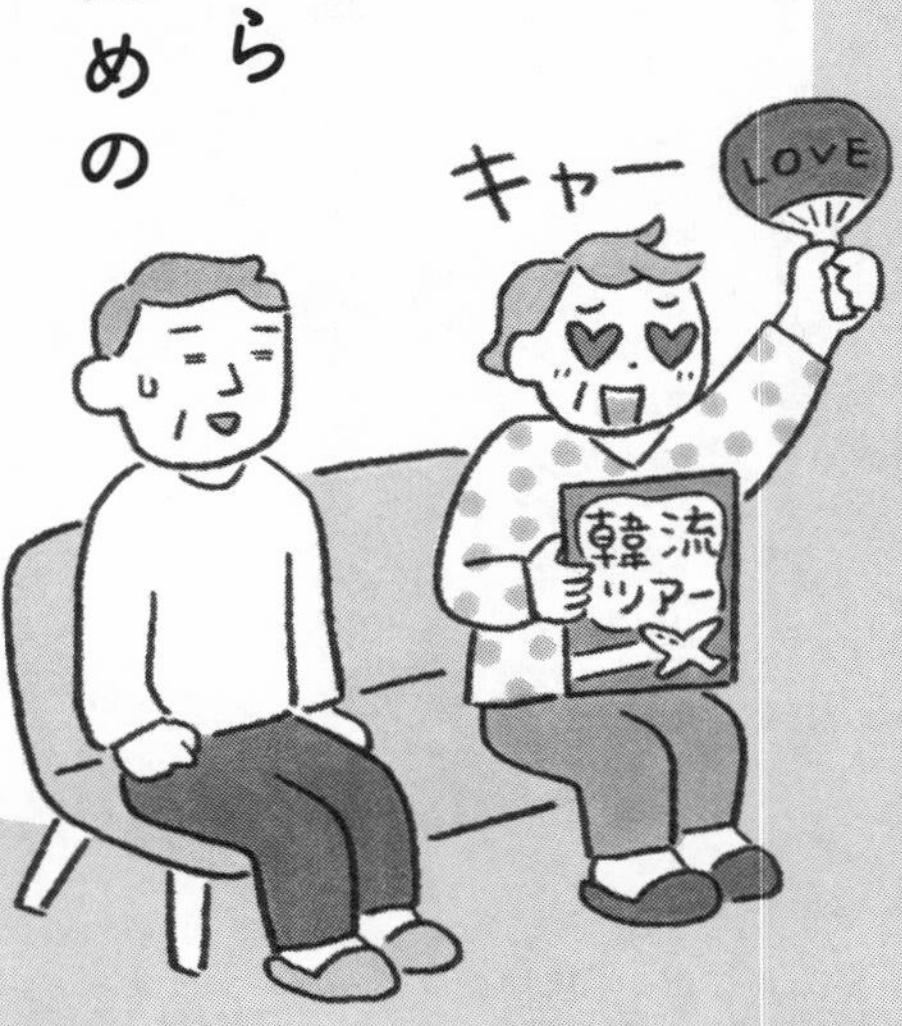

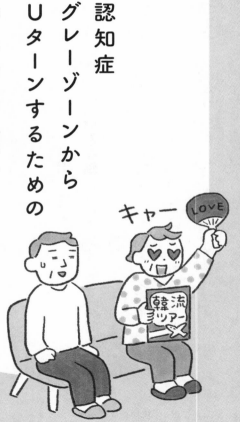

さあ、ここからが本番です。

認知症グレーゾーンからUターンするために、ぜひあなたにやってほしいことをお話ししていきます。「5つのポイント」を軸に、日々の習慣を変えていきましょう。

この章のテーマは「わくわく」です。

ツラいことや、めんどうなことは一つもありません。恋愛ドラマを観たり、昔の懐かしい話を語り合ったりするだけで、脳を元気にする効果が期待できると知ったら、あなたもやってみたくなりませんか?

Uターンする生活習慣「5つのポイント」

「遊びの延長」であなたの脳が変わる

第2章を読んで「これは自分のことかもしれない」「親にいっぱい当てはまるけど、もう認知症なの？」と、不安になった方も少なくないと思います。

でも、安心してください。

第2章で紹介した項目はどれも、**認知症の手前の〝認知症グレーゾーン**（MCI：軽度認知障害）**の疑いあり〟の段階なので、健康な脳にUターンすることは十分に可能です。**

ただそのためには、毎日の生活習慣の見直しが必要です。

「え？　生活の見直しなんて、めんどうくさい」

「もっと簡単に、薬やサプリメントを飲んで治せないの？」

認知症グレーゾーンになっている人の〝めんどうくさい脳〟には、そんな思いもよぎるでしょう。ですが、認知症は遺伝的な因子をもつ人を除くと、日常の生活習慣が大きく影響して発症します。**認知症は生活習慣病の一つなので、時間をかけて認知機能を改善し、予防していく必要があるのです。**

「めんどうくさいからいいや」と思ったら、その先は認知症へまっしぐら。

ここが最後の踏ん張りどころです。

第1章で紹介した山本朋史さんのように、「絶対にボケてたまるか」と思って毎日小さな習慣を積み重ねていけば、まさに継続は力なり。

専門医の私でも驚くほど、目覚ましい改善が見られることがあります。

とはいえ、このあと紹介する、グレーゾーンから回復するための「生活習慣」には、ツラいことやめんどうなことはほとんどありません。

遊びの延長のような感じで、楽しみながら取り組めるものばかりです。

キーワードは「わくわく」

認知症の予防、および認知症グレーゾーンからUターンするには、次の5つが大きなポイントとなります。

① **挑戦……年甲斐もないことをする**
② **変化……普段やらない新しいことを始める**
③ **生きがい……いくつになっても夢中になれるものを見つける**
④ **孤独の回避……人と積極的に交流する**

⑤利他……自分のことより、他者のために力を尽くす

一言でいうと、**「わくわく」に満ちた心豊かな毎日を送りましょう**、ということです。私たちの脳の中では、わくわくすればするほど、神経伝達物質である

○やる気や幸福感を生み出す「ドーパミン」
○愛情の源となる「オキシトシン」
○心を癒す「セロトニン」

の分泌が活発になります。

脳を活性化する三大ホルモンと呼ばれる**これらの脳内ホルモンは、認知症の予防、ひいては認知症グレーゾーンからのUターンにも大きく寄与します。**

とくに、今まで①〜⑤に当てはまらない生活をしてきた人は、〝伸びしろ〟がより

大きいので、日を追うごとに脳の変化を実感できるでしょう。

次から、「5つのポイント」について簡単に説明していきますので、ぜひトライしてみてください。

1 挑戦

「年甲斐もない」こそ人生100年時代の生き方

「年甲斐もない」という言葉は、一般的には否定的な意味で使われますよね。

「そんな派手な格好をして年甲斐もない」とか「年甲斐もないふるまいをして恥ずかしい」など、年齢を重ねるごとに〝年相応〟であることを求められがちです。

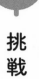

もちろん、節度を越えた言動はNGとしても、「もう年だから」という理由でやりたいことを我慢したり、楽しいことをあきらめたりすると、脳への刺激が減って、認知症対策においては大きなマイナスとなります。

国立長寿医療研究センターが10年間にわたり、40〜82歳の2205人を追跡した調

［ファッションに年齢は関係なし！］

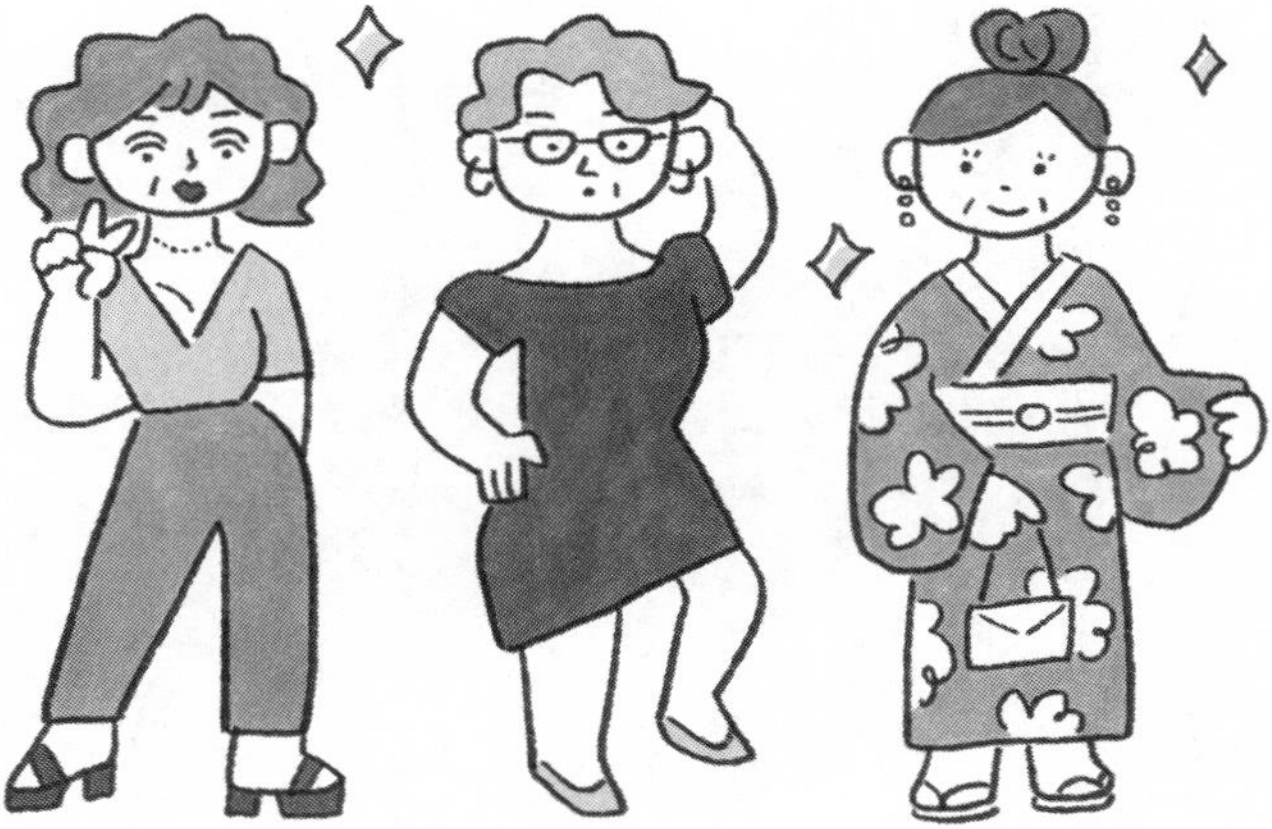

査でも、**「好奇心が強く、新しいことに挑戦するのが好きな人」**は、**言語能力、理解力、社会適応力、コミュニケーション力などの「結晶性知能」と呼ばれる知的な能力を維持できる**とされています。

そもそも、年甲斐などという言葉は、人生100年時代の今、おかしいですよね。周囲の目を気にして認知症になるより、周りが何と言おうとも、「これをやりたい」「あれをやってみたい」ということがあれば、**年齢に関係なく〝挑戦〟する。それが脳と体の若さを保つ最大の秘訣です。**

2 変化

新しいことを始めたときのドキドキが脳の刺激になる

年をとるにつれ、〝変化〟にストレスに感じるようになります。

いつも同じスーパーへ行き、同じようなものを買って、同じようなものを食べている。いつも同じような色合いで、同じようなデザインの服を着ている。

そんな毎日を送っていると、脳はどんどん縮んでしまいます。

この機会に、**「いつも」と違うことを少しずつ始めてみる**ことをおすすめします。

最初は小さな一歩で構いません。いつもと違う道を通って、いつもと違うスーパーへ行ってみる。見知らぬ店内に迷いながらも、目新しい調味料を発見したり、いつもは買わない高級食材に手を出してみたり。

それだけでも、意外にわくわくするものです。

3 生きがい

生きがいは、いくつになっても見つけられる

子育てや仕事を自分の生きがいとして生きてきた人は、子どもが自立したり、仕事を退職したりしたタイミングで生きがいを失ってしまうかもしれません。

何歳からでも、「生きがい」を見つけましょう。

生きがいといっても、いろいろあります。

楽しいこと、夢中になれることはもちろん、ご家族の成長や、みんなが健康で集まれることもステキな生きがい。

また、植物や動物を育て成長を見守るなら、これは癒しにもなります。

自分史を振り返り、得意なこと、感謝されたこと、ほめられたこと、かつて夢中になったことなどを思い起こしてみるのも手。これは人生経験がもたらす生きがいです。

思い当たらない人は、次のページで紹介する項目を参考にしてみてください。

［シニアから始められる趣味のリスト］

家庭菜園
ガーデニング
フォークダンス
絵手紙
コーラス（合唱団に入る）
俳句（吟行）
金継ぎ
釣り
ハイキング
ヨガ
グラウンドゴルフ、パークゴルフ、ゲートボール
サイクリング
スイミング
ウォーキング、ジョギング
ビリヤード
プラモデル制作
囲碁・将棋、その他のボードゲーム
麻雀
楽器演奏（ギター、ピアノ、ウクレレ、ハーモニカ、オカリナ）
コーヒー（焙煎、抽出）
保存食品作り（ぬか漬け、ピクルス、ジャム、燻製、etc.）
お菓子作り
家具や雑貨作り
編み物
生け花
読書
日記
美術館めぐり
海外旅行

4

孤独の回避　人との交流こそが脳のクスリ

定年後、一気に社会との関わりを失う人が結構いらっしゃいます。
貯金はそこそこあって、生活には困らないけど、友人と呼べる相手がいない。かといって、自分から昔の友人に連絡をとるのも気まずいので、日がな1日ずっと家に閉じこもっているような人は、グレーゾーンから一気に認知症へ突き進んでしまいます。

孤独は脳の大敵。

孤独になると脳が縮むことがわかっています。人とのふれ合いや交流、分かち合いなどによって活性化する脳の部位は、背外側前頭前皮質《はいがいそくぜんとうぜんひしつ》、海馬、扁桃体《へんとうたい》など多岐にわたります。**孤独な生活を送っている人の脳では、それらの部位が萎縮している**ことが、ＭＲＩ検査で確認されているのです（次ページの図）。

［「孤独」が萎縮させる脳の部位］

孤独は脳を傷害する

点線で囲んだ「孤独」と関係する脳領域は以前から、「共感」や「思いやり」と関係するとして知られてきた部位と一致する。これは、両者が表裏一体をなすことを示すのだろう。

（出典）「Neuropsychopharmacology」（2021; 46: 1873-1887）

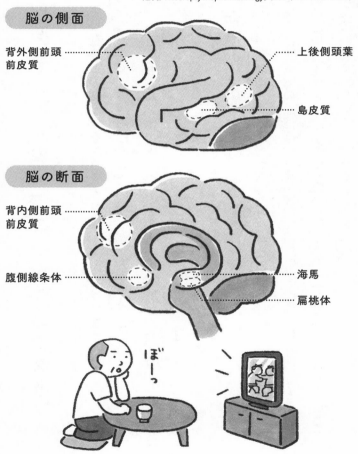

脳の側面

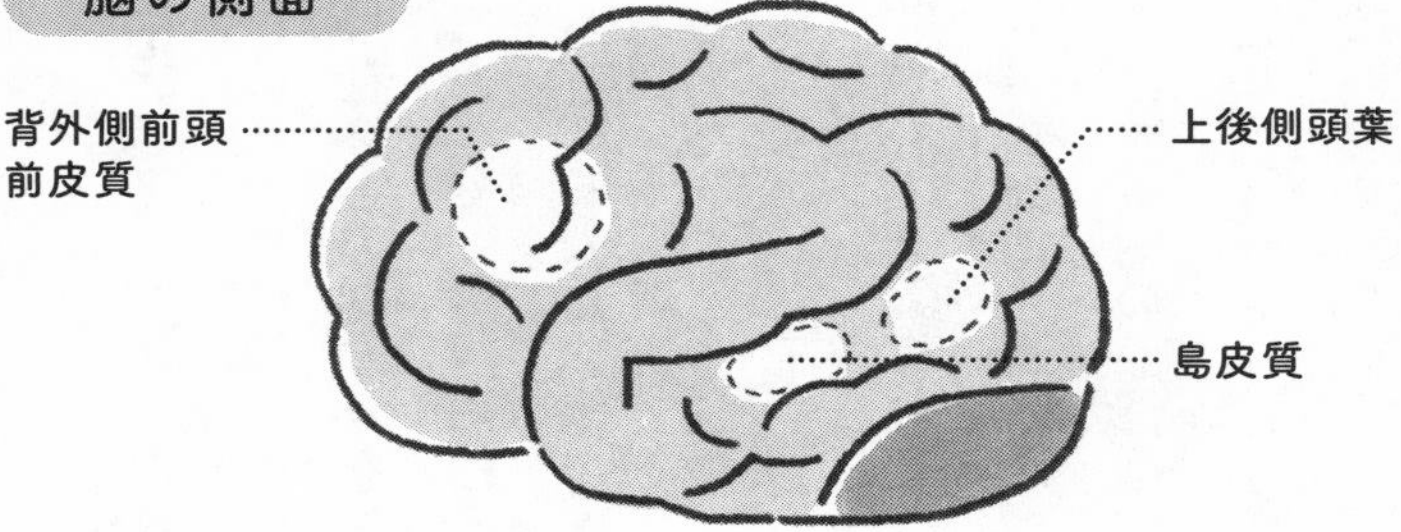

脳の断面

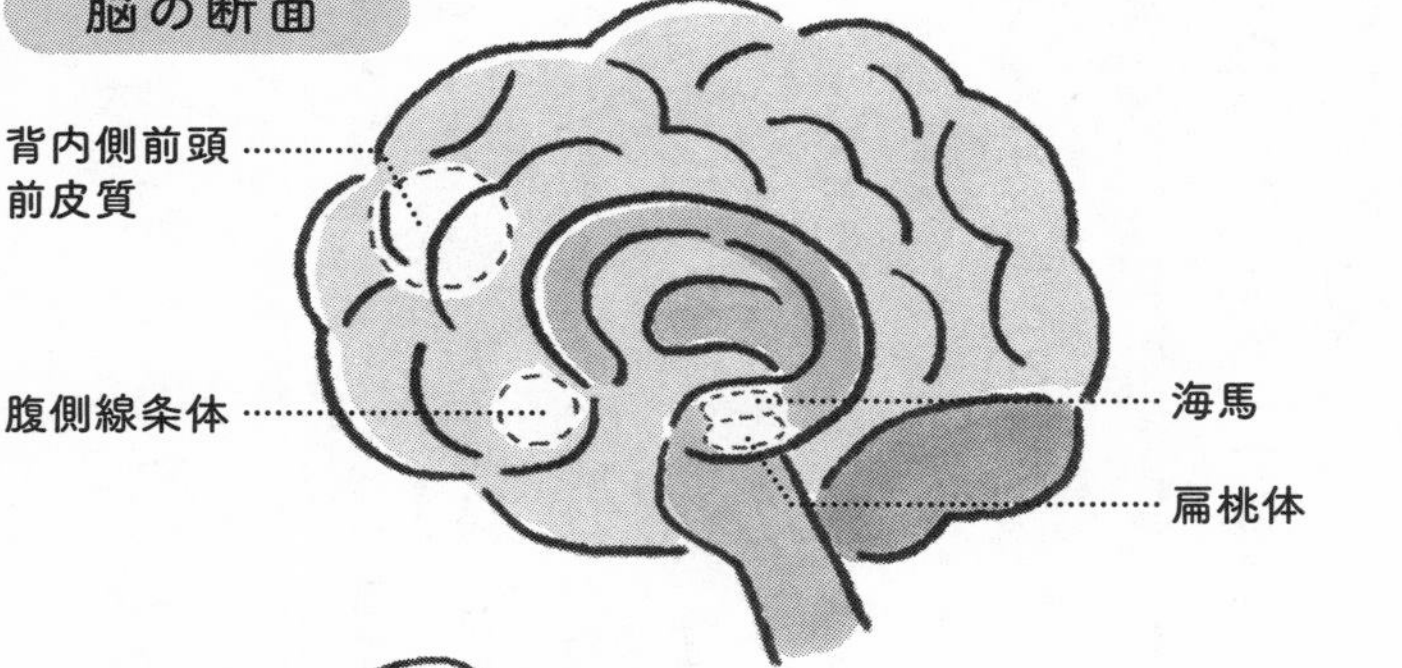

また、孤独はうつ病など、メンタル面のリスクを劇的に高めます。孤独は肥満や1日に15本のタバコを吸うのと同じくらい健康リスクを高めると言う医師もいるほどです。そのため、2018年にはイギリスで、2021年には日本で、孤独問題・孤立対策を担当する大臣が新設されるなど、世界的な社会課題となっているのです。

人と積極的に交流していきましょう。

人は一人ひとりでは弱いのです。社会的動物といわれるように、交流するから、人は連帯感や前向きな姿勢を育むのです。これは認知症予防にとても重要です。

5 利他　他者のために尽くすと幸福度が高まる

自分のことより、他者のために力を尽くすことを「利他」と呼びます。

もともと仏教用語の一つですが、じつは、**ボランティアのような利他的な活動をす**

ると、自分の幸福感が高まることが知られています。

ややもすると利己的になりがちな自分が、他人のために何かをするからこそ自信や自尊心を高める、と私は思います。

たとえば、研究者から渡されたお金を自分のために使うように指示された人よりも、他人のために使うように指示された人のほうが幸福度が高まることが、北アメリカの研究で確認されています。定年退職後にボランティアに従事する人も多いですが、**他者のために奉仕すると同時に、自分自身の喜びも得ているということです。**

これを「互恵《ごけい》」といいます。

ボランティア活動だけでなく、日常生活のなかでも「利他」と「互恵」を実践できる場面はたくさんあります。

それでは、以上の5つのポイントを踏まえて、認知症グレーゾーンから回復するための生活習慣を紹介していきましょう。

「意・情・知」——豊かな感情を呼び覚ます「年甲斐もない」毎日

認知症を見事に言い表したある俳優の言葉

先日、ある方が当院へ来院されました。

ご本人はすでに自分の認知機能が低下していることを自覚されていて、検査の結果、認知機能が低下し始めていることがわかりました。

そして、診察しているとき、次のようなことをおっしゃったのです。

「認知症を専門とするお医者さんや、世間一般でも、認知症というと〝知(知性)〟の衰えばかり言いたがるけど、〝感情〟の部分だって侵されるんです」

そう、この方が本書の冒頭で紹介した、日本を代表する大御所俳優の方です。

私は感服しつつ、このようにお答えしました。

「おっしゃるとおりです。知能は検査機器で測れますが、感情を測る方法がないので、医者もそこにふれたがらないのです」

感情とはこの本の冒頭でお話しした「意・情・知」の「情」の部分です。心が動けば脳が刺激され、グレーゾーンからのUターンに好影響を及ぼします。

だからこそ私は、認知症予防および認知症グレーゾーンから回復するためのキーワードの一つとして、**感情を呼び覚ます「わくわくに満ちた生活」**という提案を、患者さんに推奨しているのです。

わくわくに満ちた生活といっても、難しく考える必要はありません。

親しい友人たちと旅行へ行ったり、おいしいものを食べに行ったり、カラオケでストレスを発散したりするだけでも、脳を活性化するホルモンは分泌されます。

鏡の中の自分に脳内ホルモンがあふれ出す

脳が若くて活発に働いていると、感受性も豊かですから、自分の見た目に関して、いろいろなことが気になります。

学生時代、女性であれば前髪の長さがほんの少し違うだけで気分が落ち込んだり、逆にウキウキしたりした記憶があるでしょう。男性でも、60代以上の人なら、リーゼントの前髪がうまく決まらなくて、学校に遅刻しそうになった人もいたのではないでしょうか。

髪形や髪の色などを気にしているうちは、脳が健康な証拠です。

逆にいうと、**髪形や髪の色をいつもと変えることは、認知機能が衰え始めた脳に、**

適度な刺激を与えるうえでとても効果的なのです。

とくに、「髪を染めるのがめんどうくさい」「美容院へ行くのもめんどう」と思い始めたような人は、ちょっとがんばっておしゃれな美容院へ行き、「私にいちばん似合う髪形と髪の色にしてください」と頼んでみましょう。

鏡の中でどんどん変わっていく自分の姿を見て、最終的に **〝最高の自分〟に仕上がったら、喜びで脳内ホルモンが分泌され、脳は一気に活性化します。**

「きれいになったことをほめてもらいたい」と思うと、外に出て人と会うことが楽しくなります。さらに、美容院へ行くこともめんどうでなくなる、というよい循環が生まれます。

自分でヘアカラー剤を買ってきて、いつもと違う色の髪に染めてみるだけでも気分が変わります。このとき、白髪染めではなく、おしゃれ染め用のヘアカラーを使うのがおすすめです。

恋愛ドラマを観るだけで脳内ホルモンがあふれ出す

「ステキ」という感情があなたの脳を若くする

誰しも若い頃、恋をして心臓が破裂しそうなほどドキドキした経験があるでしょう。このとき、周りの状況は何も変わっていないのに、すべてがバラ色の景色に見えませんでしたか？

これは、先に紹介した3つの脳内ホルモンがあふれるほど分泌されていたからです。

誤解のないように申し上げておくと、私は何も、既婚者の方に伴侶以外の人に本気で恋愛感情を抱くことをおすすめしているわけではありません。

行きつけの美容院の美容師やカルチャースクールの講師、あるいはドラマや映画などを見て、「この人ステキ」「なんてきれいな女優さんなんだ」とあこがれる。

このような感情も十分にときめきですし、脳内ホルモンは分泌されます。


Lさん（65歳・女性）は仕事を定年退職したあと、まだ現役で働いているご主人の食事を作る以外は、これといった家事をする気力もなく、ぼんやりとした日々を送っていました。

ところがあるとき、友人からすすめられた韓流ドラマを観て、イケメンの主演俳優にすっかりハマってしまったのです。

その俳優のイベントがあると聞くと、友人とともに韓国まで出向くこともしばしばで、ご主人は半ばあきれながらも、Lさんがイキイキした姿を取り戻したことを喜んでいるそうです。

［妻がイキイキしていると、夫もうれしい］

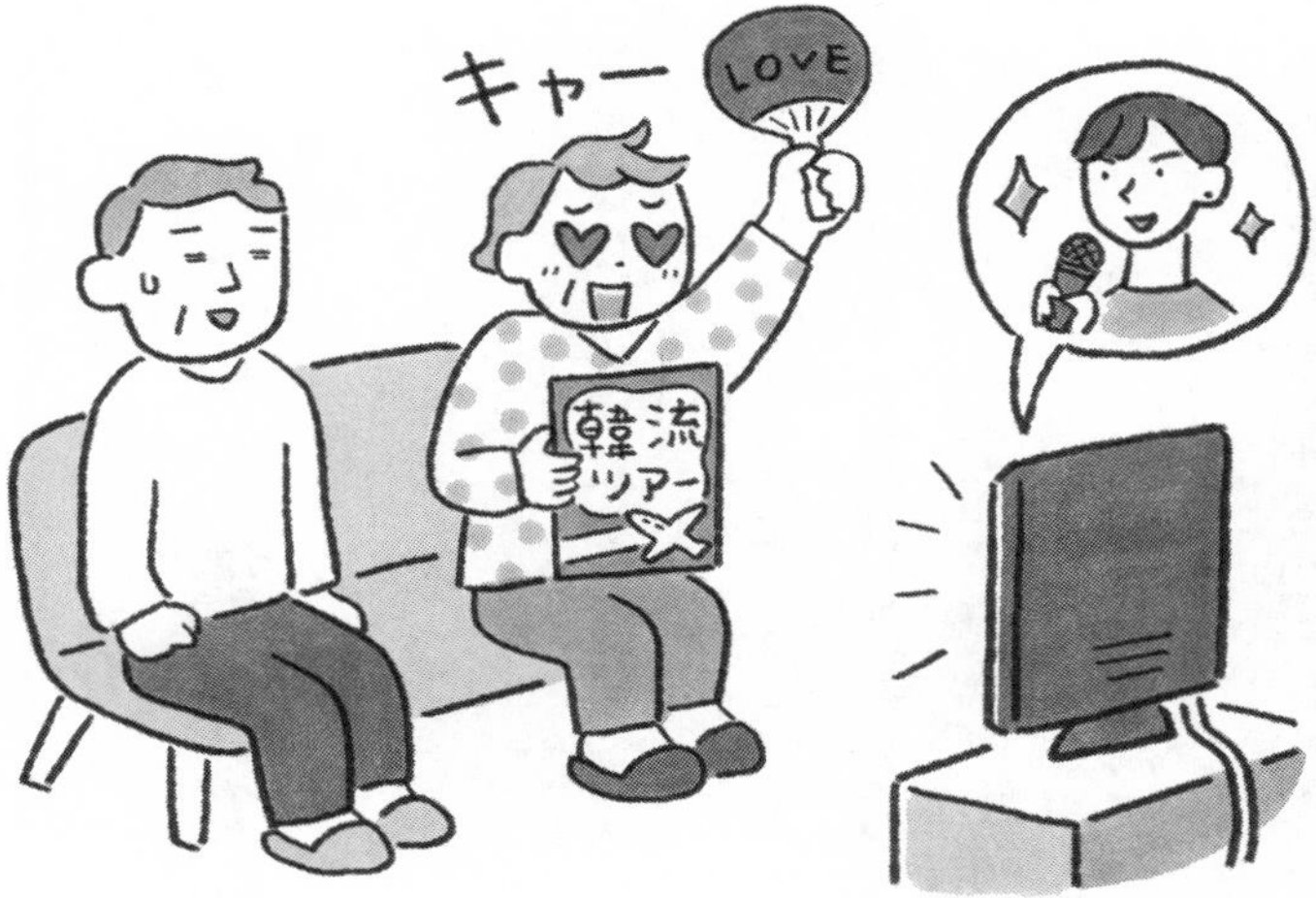

Lさんのように、一人で盛り上がるだけでなく、同じときめきを共有する友人がいれば鬼に金棒。脳内ホルモンの分泌は爆発的に高まります。

ただし、インターネット上で知り合った異性に本気でのめり込んでしまうことは絶対に避けましょう。国際ロマンス詐欺（62ページ参照）などに引っかかる場合があるので要注意です。

年甲斐もない恋ゴコロは、認知症予防にとても有効ですが、相手を見極める目だけは、〝年の功〟をぜひ発揮してください。

スペシャルな趣味で知的好奇心を刺激

退職後に〝俳優〟になったとある校長先生の話

先日、患者さんからおもしろい話を聞きました。

その人がたまたま聞いていたラジオ番組で、高校の校長だった男性が、退職したあとにシニア向けの劇団に所属し、カラオケで流れる映像などに〝俳優〟として出演している、というエピソードが紹介されたというのです。

この話を聞いて私は、「それはすばらしい！」と思いました。

60歳、あるいは65歳で退職したあと、俳優になろうと考えるようなチャレンジ精神に満ちた人は、おそらく認知症にはならないでしょう。

かりに認知症グレーゾーンが始まっていても、俳優として舞台に立ったり、カラオケの映像で自分の姿が流れたりするような人生を送っていれば、**脳内ホルモンは爆発的に分泌され、口ぐせの「めんどうくさい」は消えるはず。知的好奇心も大いに刺激され、記憶をつかさどる海馬の萎縮を抑えるうえでも効果的**です。

若々しい脳を保つには、没頭できる趣味をもつことが効果的です。

若い頃から好きだった釣りや読書、映画鑑賞などを、定年後にあらためてじっくり堪能することも方法の一つ。

ただし、すでに認知症グレーゾーンが始まっている人がUターンするには、この校長先生のように、もっとスペシャルな趣味に挑戦したほうが効果的です。

「スペシャルな趣味と言われても……」という方は、次のページのリストを参考にし

［スペシャルな趣味のリスト］

劇団に加入して俳優デビューする
パズル作成（解くだけでなくクロスワードや迷路を作る）
乗馬クラブに通う
マスターズ陸上／水泳で世界に挑戦する
日本の伝統芸能「能楽」を習う
新たに畑を借りて野菜の自給自足を目指す
DIYで自宅の本格リフォーム
YouTubeチャンネルの開設

てみてください。ピピッとときめいたものがあれば、挑戦してみてもよいですね。

娘と同じ大学に合格したMさんの例

専業主婦のMさん（54歳・女性）もそんな一人。

Mさんは、娘さんが大学受験に向けて必死で勉強している姿を見て、自分も一緒に努力したいと考え、なんと同じ大学を受験することにしました。

当時52歳だったMさんにとって、参考書を片手に勉強をするのは30年以上ぶりのこと。それでも、あらためて教科書や参考書を読んでみると、学生時代は嫌いだった科目も含め、意外なほどおもしろく、毎日夢中で勉強したそうです。

その結果、見事に親子で現役合格。

地域の新聞にも取り上げられ、Mさんの人生はそこから一変したのです。

こうした方は、生涯、認知症と無縁で暮らしていけると思います。

もちろんMさんのようなケースはまれですが、会社を退職したり、子どもが自立したりしたタイミングで、「新しい学びを始めました」という声を最近よく耳にします。もっと気軽に、自分の好きな趣味の延長線上で、資格試験にチャレンジしてみるのもいいでしょう。

認知症グレーゾーンが始まっている人は、勉強を始めても「めんどうくさい脳」が邪魔をし、途中で挫折しがちです。そうしたときは、勉強するモチベーションを上げる「プラスの楽しみ」を見つけるようにします。

たとえば、講師で決めるというのもその一つ。教え方の上手な有名講師のいるセミナーへ通うのもよい方法ですし、イケメン講師、美人教師が目当てでもいい。「勉強するのはめんどうだけど、あの先生に会えるなら行ってみようか」と思えれば、しめたものです。

もっというと、「あの先生に会いたいから、この資格試験を受けてみよう」でも構いません。興味のない分野でも、自分の好きな先生の授業を受けているうちにおもしろさに気づくことは、学生時代でもよくあることです。結果として、いつもと違う脳を使うことになり、脳をバランスよく活性化するうえで効果的です。

ただし、「認知症になりたくないから」という理由で、やりたくもない学びを嫌々続けても成果にはつながりません。

大人の学びは、あなたが「楽しい」と思えるかどうか、それが最も大事です。

社交ダンスやフォークダンスで「スキンシップ」

ふれ合うことで愛情ホルモンが生まれる

最近、ご主人や奥様と手をつないだり、ハグし合ったりしていますか？

年をとると、家族の間でもスキンシップをとる機会がほとんどなくなります。

とくに日本では、孫を抱っこするのがせいぜいで、親子や夫婦であっても、西洋人のように頻繁にハグし合ったりするケースは少ないでしょう。


これは認知症対策において、とても残念なことです。

肌と肌をふれ合わせることは、愛情ホルモンのオキシトシンの分泌を高めます。このオキシトシンは、アミロイドβという毒性物質による**海馬**（記憶の中枢）**の障害を回復させる働き**のあることが、東京理科大学の研究で明らかにされています。

Nさん（72歳・女性）は、70歳を過ぎてご主人を亡くしたあと、一念発起して、社交ダンスの教室へ通い始めました。地域の公民館で開かれているシニア向けの気楽な教室のようでしたが、**「男性と手を取り合って踊ることが、こんなにドキドキするなんて」**と、乙女のような顔でいつもお話しされます。

社交ダンスを始めてから友人も増え、おしゃれをすることが楽しくなり、最近はネイルアートにも挑戦しているとのこと。最初は戸惑っていた息子さんたちも、そんな彼女の様子を見て、だんだん応援してくれるようになったといいます。

これはとてもステキな生き方で、年齢に縛られない「年甲斐もない生き方」の好例です。Nさんは70歳のときに認知症グレーゾーンと診断されましたが、2年経った現在、認知機能はほぼ正常に回復し、誰よりもイキイキとした人生を送っています。

一つのきっかけで、こんなにも人は変わるのだと、私はNさんから教わりました。

「社交ダンスはちょっとハードルが高い」と思う人は、フォークダンスのサークルに参加するのもいいでしょう。フォークダンスは、決まったパターンの繰り返しのため覚えやすく、次から次へと相手が変わっていくので、「ときめき度合い」が倍増するかもしれません。

もちろん、**長年連れ添った伴侶とのスキンシップでもオキシトシンの分泌は高まります。**

「何をいまさら……」なんて思わずに、試しに一度、久しぶりに手でもつないでみてください。忘れていた「ときめき」がよみがえるかもしれませんよ。

一度やめた趣味にもう一度火をつける方法とは？

創作料理の教室で意欲を取り戻したOさん

認知症グレーゾーンの症状として、長年続けてきた習慣や趣味を突然やめてしまうことがあると書きました。

ただ、いったんは**「もうめんどうくさいからやめよう」と思ったことでも、これまでとまったく別の側面からアプローチすることで、失われかけていたやる気に火がつき、認知症グレーゾーンからUターンされるケース**は結構あります。

専業主婦のOさん（72歳・女性）は、子育てをしながら家事全般をこなし、子どもたちのお弁当も小中高と12年にわたって作ってきました。ところが、70歳を過ぎた頃から料理をする手際が悪くなっていることを自覚し始めたのです。

前は簡単にできていたことができない。

料理の手順はもちろんのこと、スーパーへ買い物に行っても、何を買っていいのかわからない。やる気はあっても料理の作り方を思い出せない。

それを周囲に知られるのが嫌で、孫が遊びに来たときにも手料理でもてなすのをやめ、外食で済ませることが多くなりました。

母親の変化を感じた娘さんは、自分が通い始めた料理教室へ母親を誘ってみることにしました。そこはちょっと風変わりな創作料理を教えていて、家庭料理には応用しづらいレシピばかりだったとか。

しかし、娘さんに連れられてしぶしぶ訪れたOさんでしたが、いっぺんで魅了され

［家庭料理とは違う、創作料理のアプローチ］

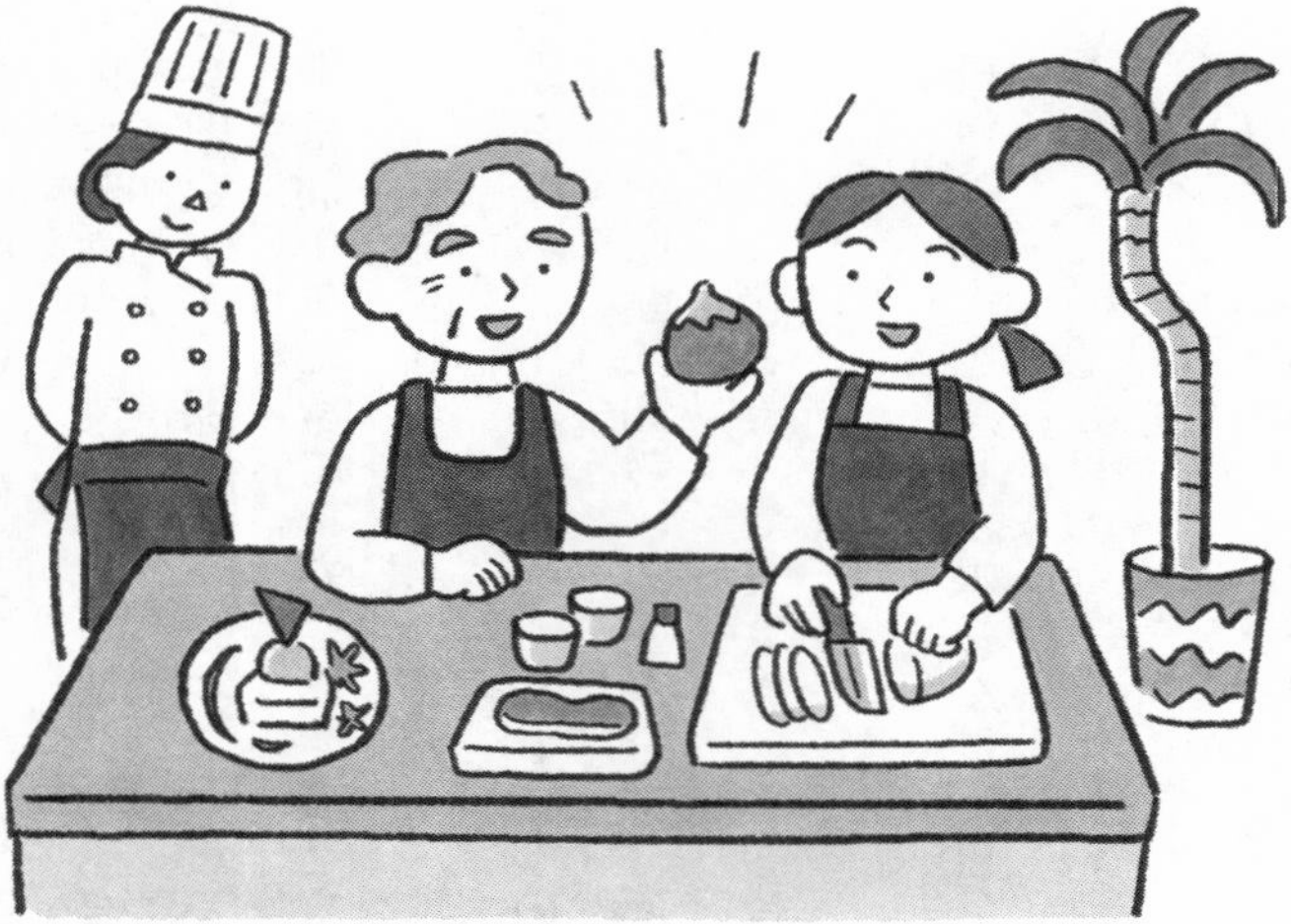

たといいます。今まで自分がやってきた料理とはまったく異なる、いわば常識外れの創作料理を目の当たりにして、「料理って自由なんだ」と初めて気づいたそうです。

それをきっかけに、Oさんは再び料理をするようになりました。さらに、以前と違って料理を楽しんで作るようになったことが幸いしたのか、認知症グレーゾーンから回復することができたのです。

一緒に住んでいるご主人にとっては、正直、突拍子もない料理に驚くことも多々あるようですが、それでもOさんが元気になったことで満足しているとのことでした。

料理は脳活の最高峰

そもそも、85ページでも述べたように、料理は脳をフル稼働させないとできない作業です。献立を考えるところから始まって、冷蔵庫にあるものを確認してから食材を買いに行き、すべての食材をそろえたところでようやく調理がスタート。

ここまでの工程でも、慣れていない人にとっては一苦労で、認知症グレーゾーンならなおさらです。

さらに、調理をするには、煮たり焼いたり炒めたり刻んだり、すべてをちょうどいいタイミングで仕上げ、食卓に並べることが求められます。

このように**2つ、あるいはそれ以上のことを同時進行で行うことを「デュアルタスク」**（163ページ参照）**といい、脳を活性化するうえでも大変有効**です。

料理をする習慣のない方は、ぜひ簡単な料理からでも始めてみてはいかがでしょう。

脳トレするなら
クロスワードパズルより麻雀がおすすめ

「仲間と一緒」が脳に与えるいい影響

脳の若さを保つために「脳トレ」を日課にしている人も多いでしょう。

私のクリニックの患者さんたちからも、「クロスワードパズルにハマっています」「新聞に載るパズルを必ずやります」といった声がよく聞かれます。

このような一人で気楽にできる脳トレでも、毎日続けていると、老化しやすい前頭葉の活性化に役立ちます。

しかし、認知症グレーゾーンからUターンするためには、**仲間と一緒にワイワイ楽**

しみながら行う脳トレのほうが、より効果的です。

Pさん(79歳・男性)は、認知機能の衰えを感じ始めた70歳のとき、脳トレを兼ねて麻雀を始めました。最初の頃は負けてばかりでしたが、もともと負けず嫌いのPさんは、インターネット上の麻雀ゲームで腕をみがき、めきめきと上達。今では仲間うちの誰もが一目置く雀士となりました。

週3日は4人で雀卓を囲み、「よっしゃ、勝った!」「ああ、負けた」という真剣勝負をしているそうです。

こうした人対人で行う勝負事は、前頭葉を大いに刺激するとともに、ドーパミンなどの脳内ホルモンも放出され、脳全体の活性化に大変有効です。

また**麻雀は、役を覚えたり、作戦を練ったり、先を読んだり、相手の裏をかいたりと、脳をフル活用します。指先を使うことでも、脳は刺激されます。コミュニケーシ**

ョンがとれるだけでなく、麻雀それ自体にも脳によい刺激を与える効果があります。

そのため、デイケアホームなどで麻雀大会を開催しているところもあるほどです。

麻雀初心者でも、Ｐさんのようにコンピュータが相手のゲームから始めてみてもいいですね。そこである程度スキルをみがき、自信がついたところでリアルで勝負してみると、そのおもしろさにハマっていく人が結構いらっしゃいます。

すると、わくわく感がどんどん倍増して、脳に最高の刺激となります。

パソコンを使ったオンラインの麻雀ゲームで楽しむのもいいでしょう。見知らぬ人同士であっても、〝対人〟で行うほうが脳の若返りに適しています。

もちろん麻雀にかぎらず、トランプであれ、チェスであれ、人対人で行う勝負事には同じような効果があります。

ただし、１対１よりは、できるだけ多くの人数でワイワイ楽しめるほうが、脳を元気にするためには効果的といえそうです。

瞑想《めいそう》よりも「ぬり絵」がいい理由

瞑想は案外難しい

心を静めるといえば、瞑想《めいそう》がありますよね。

瞑想には、認知機能の低下を食い止める働きがあるといわれています。

実際、カリフォルニア大学ロサンゼルス校の研究者が、24歳から77歳までの100人を対象にして行った調査では、長年瞑想を行っているグループは、運動神経や反射神経、記憶、思考力などに関わる灰白質の減少が抑えられたそうです。

［ぬり絵は脳と心にいいことといっぱい］

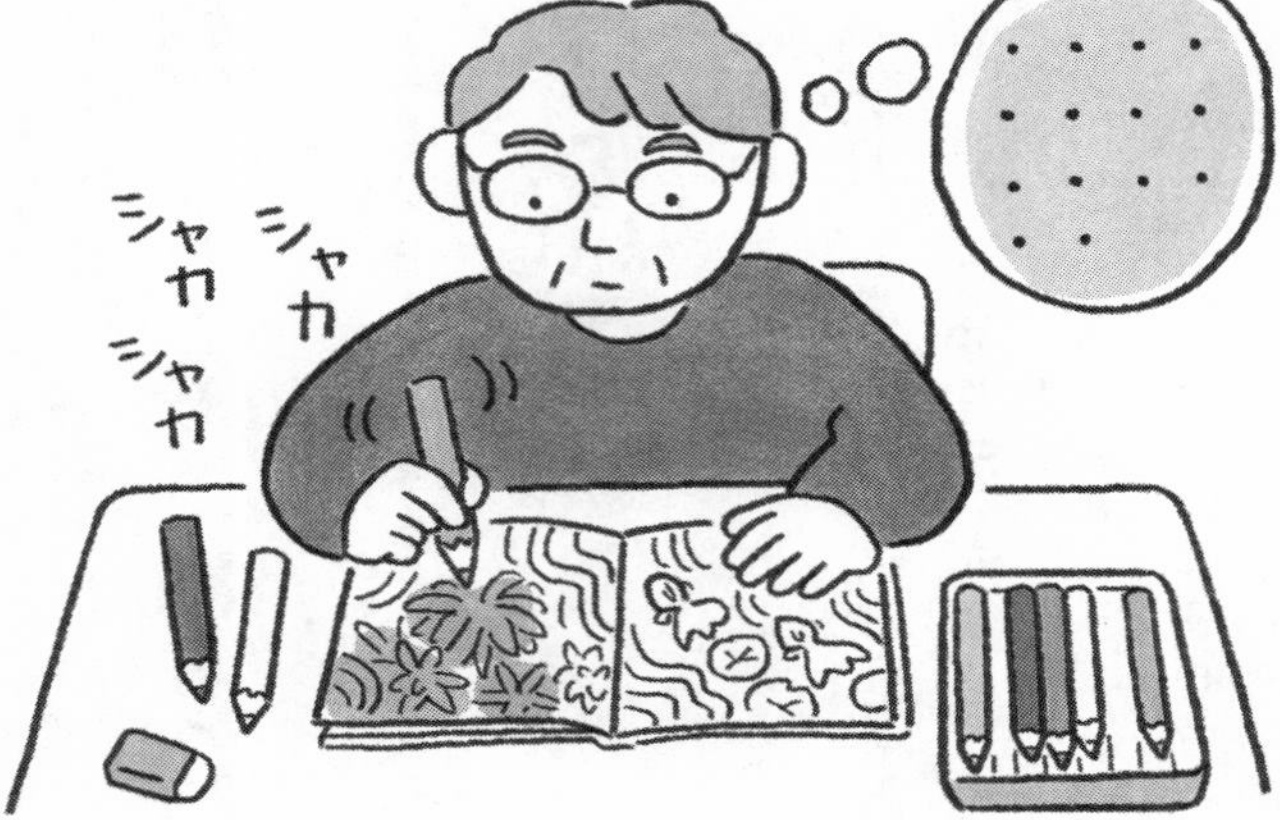

ただ、これは私の個人的な意見ですが、瞑想は案外難しい。

心を無にしようとしても、慣れない人はじっと座っていられません。すぐに雑念がわいてきてしまいます。

その点、ぬり絵をぬっていると、簡単に無心になることができます。

指先を細かく動かす動作には、脳の前頭葉にある運動野と呼ばれる部分の働きを高め、脳全体の血流を活発にしてくれる働きがあります。

前頭葉は理性や思考をつかさどる部分ともいわれているため、**ぬり絵をすることで**

心がおだやかになり、自律神経のバランスがよい状態になります。

さらに、全体を観察して覚えたり、色をぬる順序を決めたりすることでも脳は活性化されます。

ちゃんとできるようになるためにそれなりの訓練が必要な瞑想よりも、私はぬり絵をおすすめします。

今は書店に行けば、大人向けのぬり絵がたくさんあります。

子ども向けの簡単なものよりは、こうした細かく繊細な絵を仕上げるほうが、脳の活性化にはつながりやすいでしょう。インターネットには、無料でぬり絵をダウンロードできるサイトもありますので、いろいろなぬり絵を試してみてください。

大声で歌えば、脳と体にいいことばかり

脳内ホルモンが分泌し、高血圧予防にも

歌は発散。

思いっきり歌うことで、エンドルフィンなどの脳内ホルモンが分泌され、脳のストレスを緩和してくれます。ストレスは認知症のリスクを高めるため、大いに歌って発散しましょう。

また、1曲まるごと歌詞を覚えたり、音程やリズムをつかみながら歌ったりすることは、脳をフル活用することになります。

［みんなで歌って認知症を遠ざける］

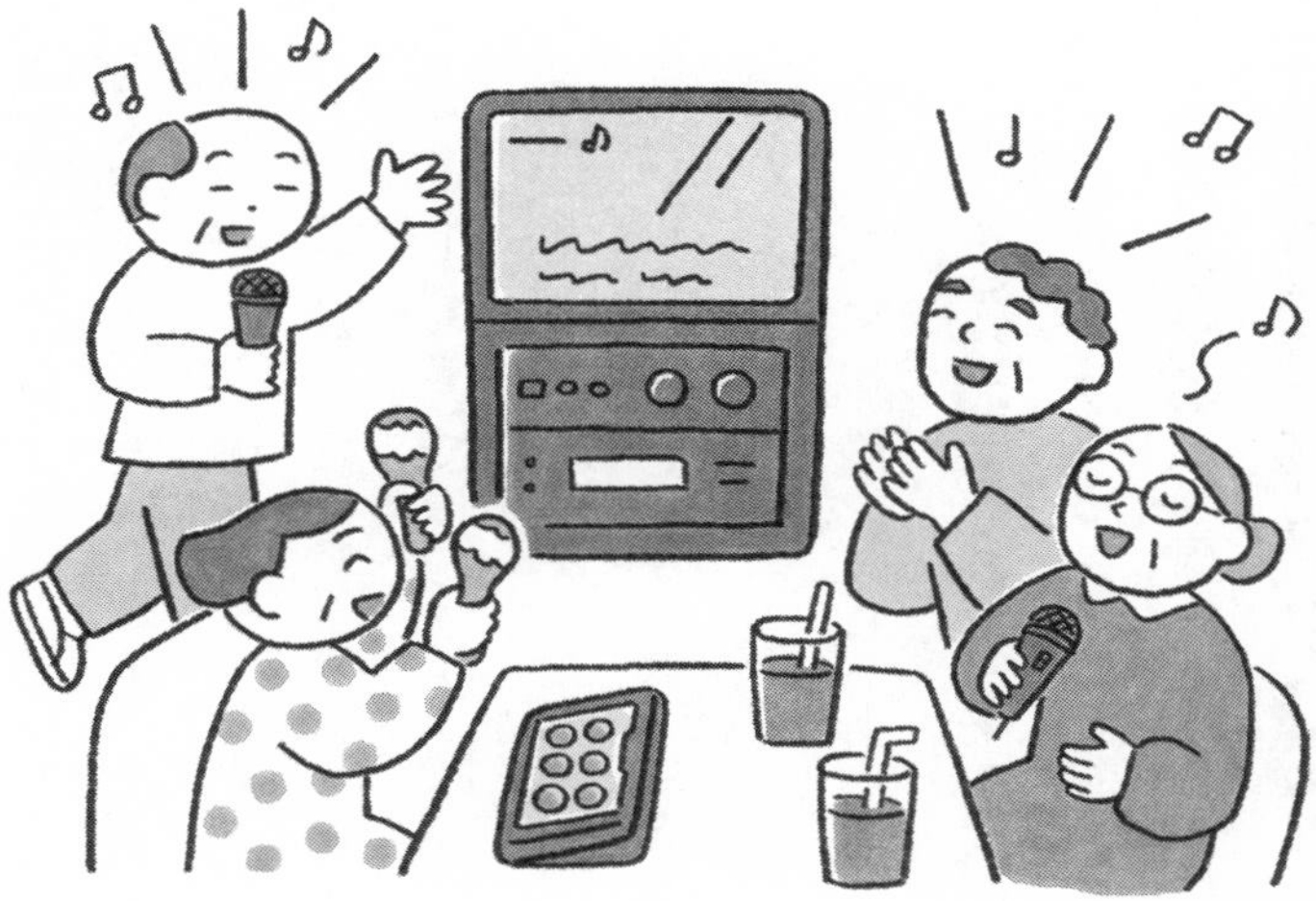

さらに、大声で歌うと自然と腹式呼吸になります。空気をいっぱいに吸い込み、深く吐き出すことで体に大量の酸素が取り込まれ、全身の血流がよくなり、認知症の誘因となる高血圧予防にも一役買ってくれます。

カラオケで懐メロを歌おう

認知症グレーゾーンの段階なら、毎日の生活のなかで歌う機会を増やすだけでも効果は期待できます。まずは、そこから始めてみましょう。

ただし、ご近所の目（耳）が気になる方

もいますよね。

そんなときは、ぜひ、ご夫婦や家族、仲間でカラオケに行ってみてください。同世代みんなで懐かしい歌を歌えば、136ページの回想法を実践することにもなります。歌詞を区切って順番に歌うなど、ゲーム性を取り入れるのもいいですね。グループホームなどでは、「替え歌」にして楽しんでいるところもあるようです。

また、歌いながら手拍子を打ったり、ステップを踏んだりすれば、2つ以上の動作を同時に行う「デュアルタスク」として、より脳を活性化することが期待できるのでおすすめです。


2021年に報告された、大阪大学のAhmed Arafa氏らの調査によれば、65歳以上の高齢者5万2601人のデータを分析した結果、楽器の演奏、およびカラオケを行っていた高齢者は、男性では認知症リスクがわずかに減少し、女性では認知症リスクの有意な減少が認められたとしています。

ほめられるより、ほめたほうが、脳は活性化する

見た目より内面をほめよう

人からほめられると、誰でもうれしくなりますよね。

ほめられることで「やる気」や「幸福感」を生み出す脳内ホルモンのドーパミンが分泌されやすくなると考えられています。

さらに注目すべきは、**自分がほめられるより、人をほめたほうが、脳が活性化する**ということです。人をほめると、脳内に前出のオキシトシンが分泌され、人に対する

親近感・信頼感が増すとともに、自分自身の幸福感も得られることを、脳生理学者の有田秀穂先生が著書の中で述べられています。

自分のことより、**他者のために力を尽くすことを「利他」と呼び**、人をほめることも利他に相当します。

では、ここで質問です。

ただほめるよりも、「より脳を活性化させるほめ方」とは？

答えは、相手の内面をほめること。

一般的に、人をほめるときは、容姿やファッションセンスなど、外見的なことが多いでしょう。ですが、相手の努力や信条、真心などを評価するようにするのです。

そのためには、単なる〝おべんちゃら〟ではなく、しっかりと人間観察をして、適切にほめる力を身につけなければなりません。常に脳をフル稼働させておく必要があり、これが脳の活性化につながります。

適切に正しくほめることができれば、相手も気持ちがいいですし、自分の脳トレにもなる。まさに「情けは人のためならず」で、人をほめることは、めぐりめぐって自分の利益にもつながるということです。

これを「互恵」といいます。

ただ相手をほめろと言われても、何の見返りもなく、他者に力を尽くし続けることは、それこそ仏様でもないかぎり、無理です。持続的に「利他」を行うには「互恵」が不可欠で、そのほうが相手にとっても助かります。

お互いにほめ合うことこそ、認知症対策の理想。

「善は急げ」ともいいます。さっそく、この本を閉じたら、誰かをほめてみてはいかがでしょう。ご主人、奥様、親御さん、子ども、孫、友人、同僚……。

どこをどうやってほめようか。そう考えるだけで、きっとわくわくしてきます。

「思い出」を話すだけで脳は元気になる

過去に思いをめぐらす「回想法」

年をとると、昔話が増えるといいますよね。でも、じつは**「思い出話」には、認知機能の低下を抑える効果がある**という説もあるのです。

認知症や認知症グレーゾーンになると、最近の記憶を保つことが苦手になっていきます。一方で、認知症がかなり進行しないかぎり、昔の記憶はよく保たれます。

この**脳の中に眠っている記憶を意識的に呼び覚ますことを「回想法」といい、医療や介護の現場でも、認知症のリハビリテーションとして取り入れられています。**

この回想法を、ぜひ普段の生活に取り入れてみてください。

ご夫婦で、家族で、お友だちと。

単に昔話を語り合うだけでもいいですが、**テーマを決めるとより効果が得やすくなります。**ご夫婦であれば、初めて出会った日のこと、初デート、二人で観た映画や旅行、共通の友人、子どもや孫にまつわる思い出などなど。

相手の言葉を否定せず、「そうだったね」「あのときはどうだったっけ？」など、お互いによい聞き手になることが、回想法のポイントです。

日常のなかにあった家電や生活用品をテーマにするのもおすすめです。たとえば、昔懐かしい箱型の白黒テレビや黒電話、それから足踏み式のミシンなど。私が子どもの頃は、まだ洗濯板を使っているご家庭も多く、水を張ったたらいの前にしゃがんで、ごしごしと洗い物をしているお母さんがいました。そういう、同世代だからこそ通じるテーマは、コミュニケーションがとりやすくなります。

［たとえば「旅行の思い出」をテーマに］

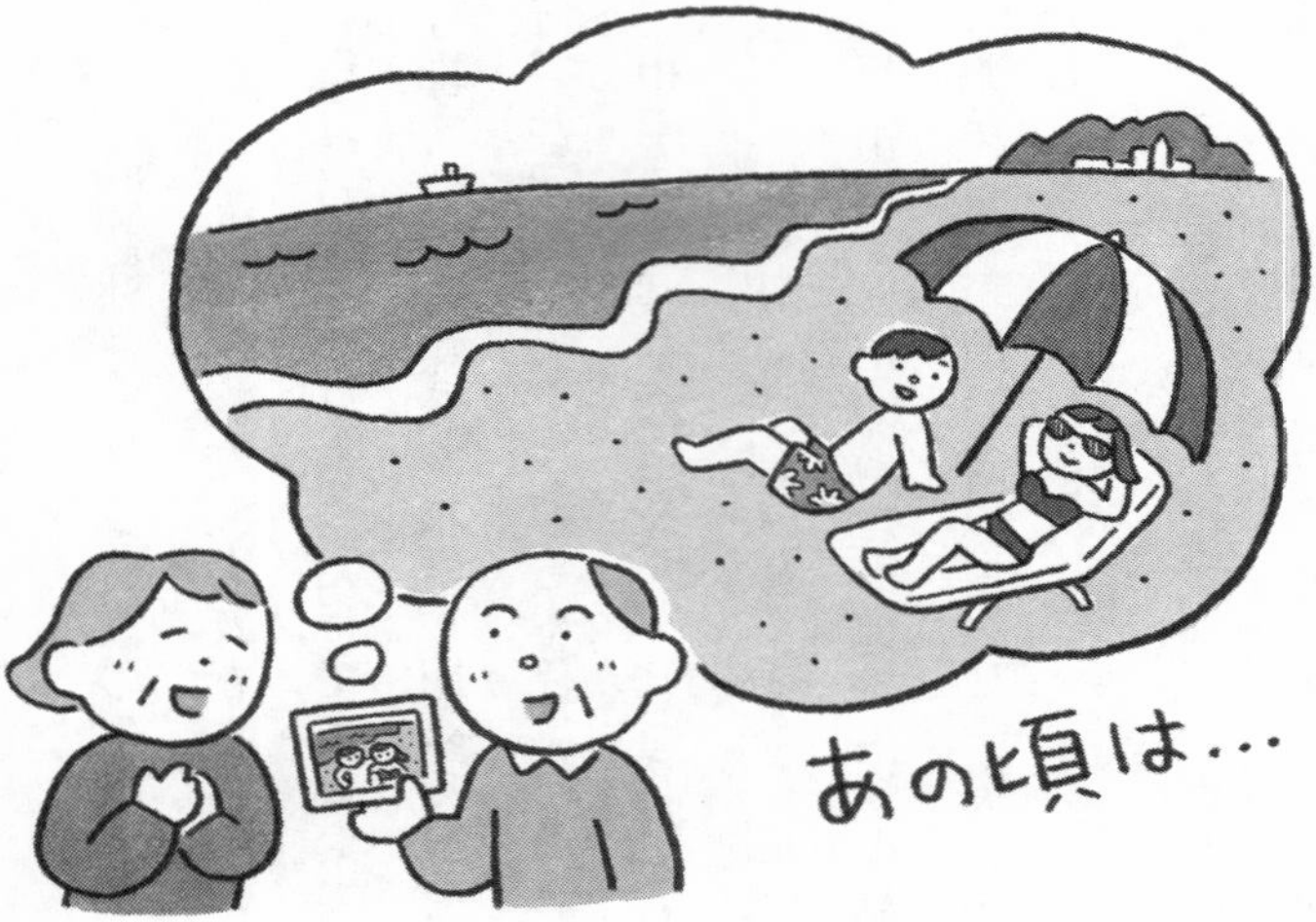

そこでご用意いただきたいのが、思い出を呼び覚ます「資料」です。

昔の写真やアルバム、絵、思い出の品や当時のおもちゃ。

懐かしい映画を観たり、音楽を聴いたりするのもいいですね。こうしたものを用意しておくと、五感が刺激され、より記憶が引き出されやすくなります。

昔の記憶を呼び覚ますことの3つの効果

回想法の認知機能に与える効果については、「改善が見られた」という報告もある一方で、「明らかな効果は見られない」という報告もあるなど、医学的に確証は得られていません。しかし、回想法を行うことで、次のような効果が期待できます。

①認知機能を活性化させる

ひとたび昔のことを話し始めると、次から次へと記憶がよみがえってくることがあります。回想法は、この脳に保存されていた特定の記憶を思い出す「記憶想起」という働きを促します。

また回想法は、「人に話す」という点もポイント。**昔を思い出し、語り合うときに、前頭前野の脳血流が増加する**ともいわれており、２０１８年の国立長寿医療研究センターの調査報告では、高齢者20人という少ない対象人数ながら、１週間おきに10週間、グループ回想法を行ったところ、記憶に関する認知機能検査において有意な改善が見られたと報告されています。

②心が落ち着き、自信を取り戻す

過去を振り返るときに感じる懐かしさや、当時の楽しい気持ちは、心を落ち着かせます。これまでの人生を振り返り、**成し遂げたことへの自信と誇りを少しずつ取り戻し、前向きな気持ちになる**ことができます。

③コミュニケーションが生まれる

思い出話を心ゆくまでするのは楽しいもの。同時代を生きた人同士であれば、一体感や仲間意識も生まれるでしょう。何より、**「自分の話を聞いてくれる」相手がいることで孤独や不安感が安らぎます。**

回想法は、もともと高齢者のうつ病治療法として1960年代にアメリカの精神科医が始めたものです。気分がうつうつとして沈みがちなときには、ぜひ試していただきたい方法です。

第4章

認知症グレーゾーンから Uターンするための「運動習慣」

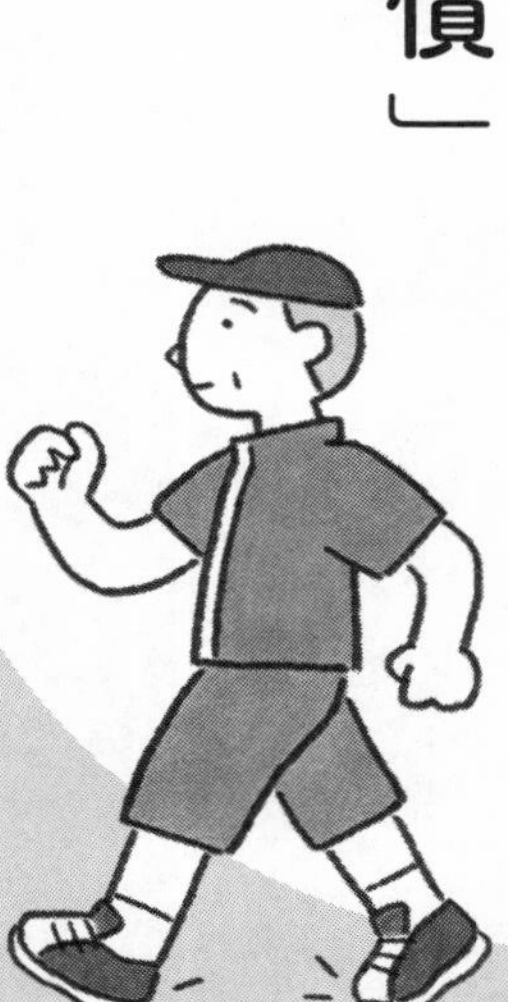

この第4章で紹介したいのは、運動です。

「今日は1日、よく動いたなぁ」という日ほど、脳が働いている感じがする経験は、きっとあなたもおもちでしょう。

そこにはいったい、どんな体のメカニズムが働いているのか？　その秘密を、筋肉と脳の相関関係や、2つ以上の作業を同時に行う「デュアルタスク」の側面から明らかにしていきます。

この章を読んだあなたは、「そういうことだったのか！」と納得し、すぐにでも運動を始めたくなるかもしれません。

そうしたら、まずはこの章で紹介しているメソッドから取り組んでみてください。

「体」――筋肉が増えると、脳の神経細胞も増える！

筋トレで頭の回転がよくなったQさんの例

脳の働きを高めるには、運動も欠かせません。

広告代理店に勤務しているQさん（62歳・男性）は、持ち前のひらめきやアイディアを生かして、数多くのクライアントの広告を手掛け、高い評価を得てきました。

ところが、40歳を過ぎた頃から頭の回転が鈍くなってきたことを自覚し、「もう第一線から退くしかないのかな」と悩んでいたそうです。

そんなとき、健康診断で血圧と血糖値、肥満度の指標であるＢＭＩ値が高いことを指摘され、日常的に運動することをすすめられました。

そこで気分転換も兼ねてジムへ通い、マシンを使ったウォーキングと筋トレを始めたところ、パソコンに向かっているときはまったく思い浮かばなかったアイディアが、運動している最中にふっとひらめくことが増えたといいます。

運動を続けるうちに、仕事の勘がどんどん戻ってきて、また自信をもって働けるようになったことがうれしいと、Ｑさんは話します。

また、健康診断の数値も改善され、筋トレによって体が引き締まったことから、家族の間で「お父さんカッコよくなった」と大評判。そのことがまた運動を続けるモチベーションとなり、最近は奥さんと一緒にジムへ行き、帰りにレストランで食事をするという新たな楽しみが増えたとおっしゃっていました。

筋肉から、脳をイキイキさせるシグナルが

Qさんのように、「運動を始めてから頭の働きがよくなった」とおっしゃる人はたくさんいます。認知症に対しても運動の効果はバツグンで、日常的な活動量の多い高齢者ほど、認知症の発症率が低い傾向にあることが知られています。

運動によって脳の働きが高まる理由としては、脳の血流が増えることがよくあげられます。もちろん、それは確かですが、それ以上に注目したいのが〝筋肉〟です。

筋肉が動くときに分泌されるマイオカインという物質のなかには、脳の神経細胞が減るのを防ぐだけでなく、脳の神経細胞を増やす働きをするものが存在するという研究が報告されているのです。

以前は、筋肉は脳からの一方的な指令で動いていると思われていました。

しかし実際には、**筋肉からも絶えず脳にシグナルが送られていて、筋肉が動くこと自体が脳の活性化に寄与する**ことがわかってきています。

［筋肉からのシグナルは脳を活性化する］

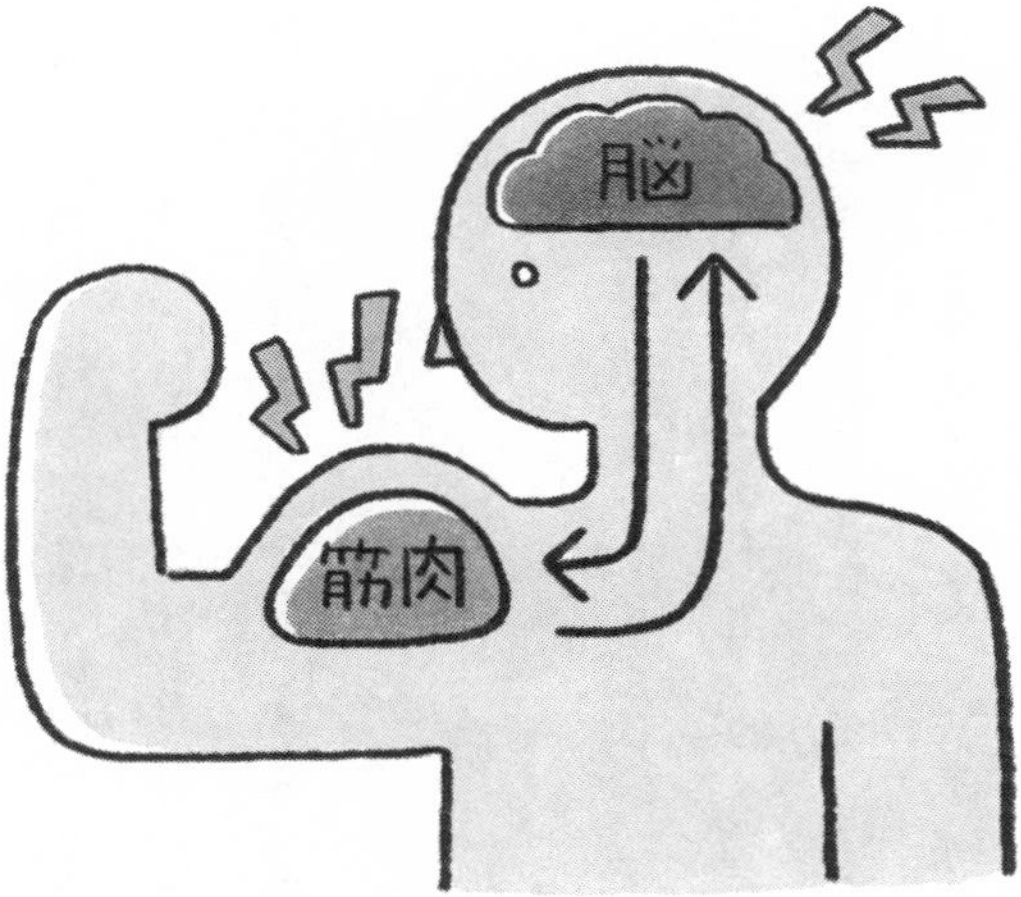

つまり、筋肉を鍛えている人は脳の神経細胞も一緒に増やしているということです。

「脳の神経細胞って、大人になってからでも増えるの？」と、驚く人もいるでしょう。おっしゃるように、少し前までは、脳の神経細胞は成人後に増えることはないと考えられていました。

しかし現在は、脳の神経細胞は年をとっても増えることがわかっており、ハーバード大学医学部のレイティ博士は、**「運動こそが、脳の神経細胞を増やすために最も効果が期待できる」**と述べています。

筋肉が萎縮したマウスは記憶障害に

さらに運動には、感情や思考に関係するドーパミンやセロトニン、ノルアドレナリンなどの神経伝達物質の分泌を促す効果もあるといわれており、**認知症グレーゾーン（MCI：軽度認知障害）の初期に見られる「めんどうくさい」を改善するうえでも最適**です。

逆に、運動不足によって筋肉（骨格筋）が萎縮すると、それだけでアルツハイマー型認知症の発症につながることが、富山大学の東《とう》田《だ》千尋教授らの動物実験で明らかにされています。マウス（若齢のアルツハイマー病モデルマウス）に筋肉の萎縮を誘発したところ、そうでないマウスにくらべて若年例でも記憶障害が発症していたというのです。

認知症の予防、および**認知症グレーゾーンからの回復を果たすうえで、運動習慣は不可欠**といえます。

認知機能が平均34％アップした「すごい歩き方」

歩きながら〝筋トレ〟ができる「インターバル速歩」

中高年の方から「足腰を鍛えるために、毎日ウォーキングをしています」という声がよく聞かれます。ウォーキングは、呼吸で取り入れた酸素を使って脂肪を燃やす有酸素運動。健康増進やダイエットには最適です。

しかし、ただ歩くだけのウォーキングでは、認知症対策に必要な「筋力の増強」にまではつながらないことが、中高年を対象とした調査で明らかにされています。

せっかく歩くなら、しっかりと筋肉をつけて、認知症予防にも役立てましょう。

そこでおすすめなのが、**ウォーキングよりも、「インターバル速歩」**です。

インターバル速歩とは、筋肉に負荷をかける「さっさか歩き」と、負荷の少ない「ゆっくり歩き」を交互に繰り返すウォーキング法の一つ。

筋力や持久力を無理なく高めることができる中高年向けのトレーニング法として、信州大学大学院特任教授の能勢博先生らが提唱しているものです。

高齢者を対象にインターバル速歩を5カ月間行ってもらった研究によると、参加した人の体力が平均6%向上したといいます。さらに、参加者のうち2割は認知症グレーゾーンと診断されていましたが、**インターバル速歩を行ったあとは、認知機能が平均34%も改善されていた**そうです（能勢先生が理事長を務めるNPO法人 熟年体育大学リサーチセンターの研究より）。また、インターバル速歩は、認知症および認知症グレーゾーンの危険因子とされている生活習慣病やうつ（第6章参照）、睡眠障害（第5章参照）、骨粗しょう症などの改善にも役立つことが明らかにされています。

インターバル速歩のやり方

①３分間「さっさか歩き」をしたあと、次の３分間は「ゆっくり歩き」をします。

②①を１日５セット以上行います（１セットずつ、時間を空けて行ってもＯＫ）。

③週４日以上を目標に行い、５カ月以上続けます。

さっさか歩きは「ちょっとキツい」と感じる程度が目安。ゆっくり歩くときは、呼吸を整えながら、自分にとって「ラクなペース」で。ただし、目線や姿勢、歩幅などは、次のページの図で示した正しいフォームを崩さないように意識しましょう。

インターバル速歩によって太ももの筋力が向上すると、転倒予防にも役立ちます。

最近は、インターバル速歩の歩く速さを切り替えるタイミング（３分）を教えてく

［インターバル速歩のやり方］

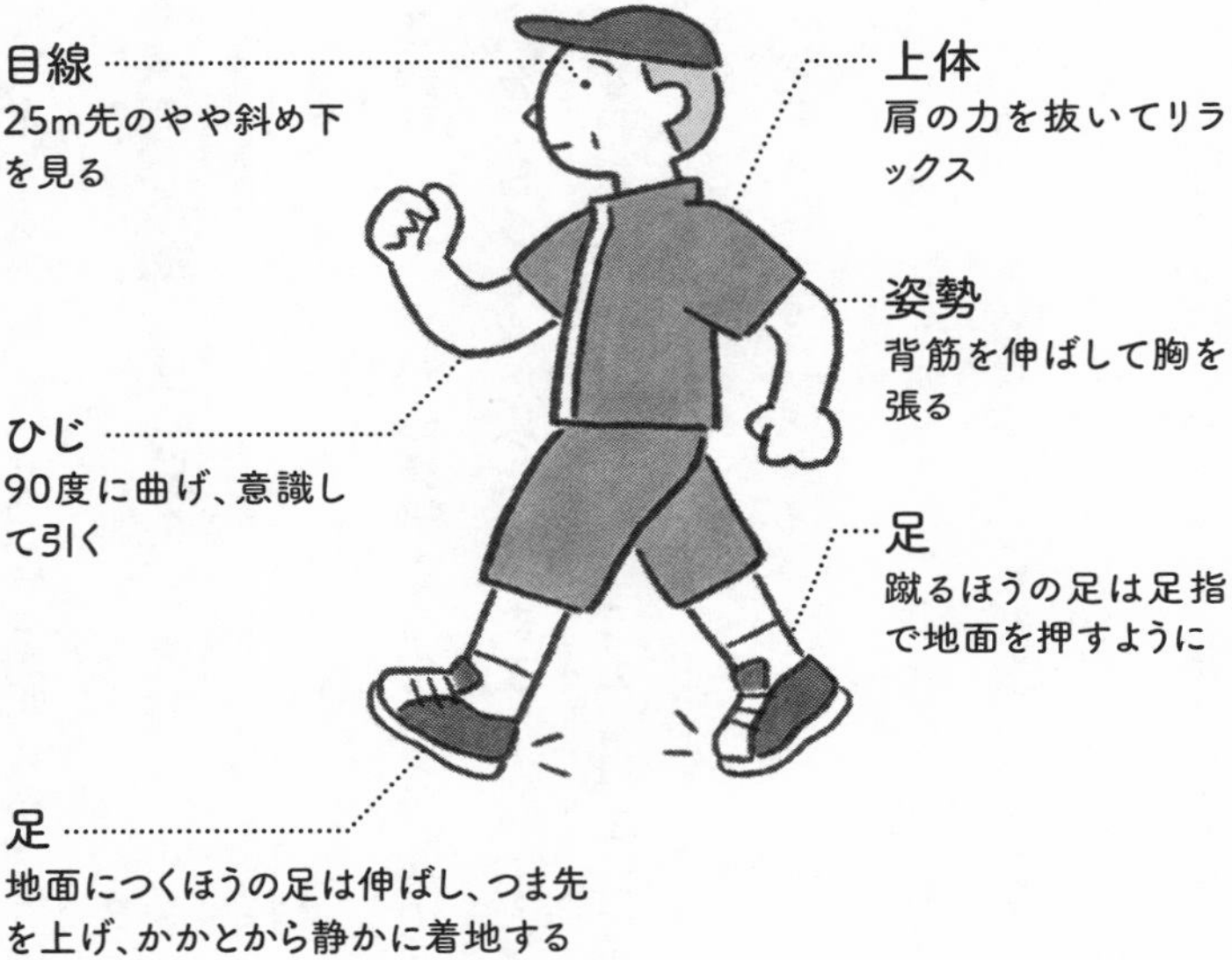
目線
25m先のやや斜め下を見る
上体
肩の力を抜いてリラックス
姿勢
背筋を伸ばして胸を張る
ひじ
90度に曲げ、意識して引く
足
蹴るほうの足は足指で地面を押すように
足
地面につくほうの足は伸ばし、つま先を上げ、かかとから静かに着地する

歩幅の目安
普段より大きめの歩幅で

男性：普段の歩き＋5cm
女性：普段の歩き＋3cm

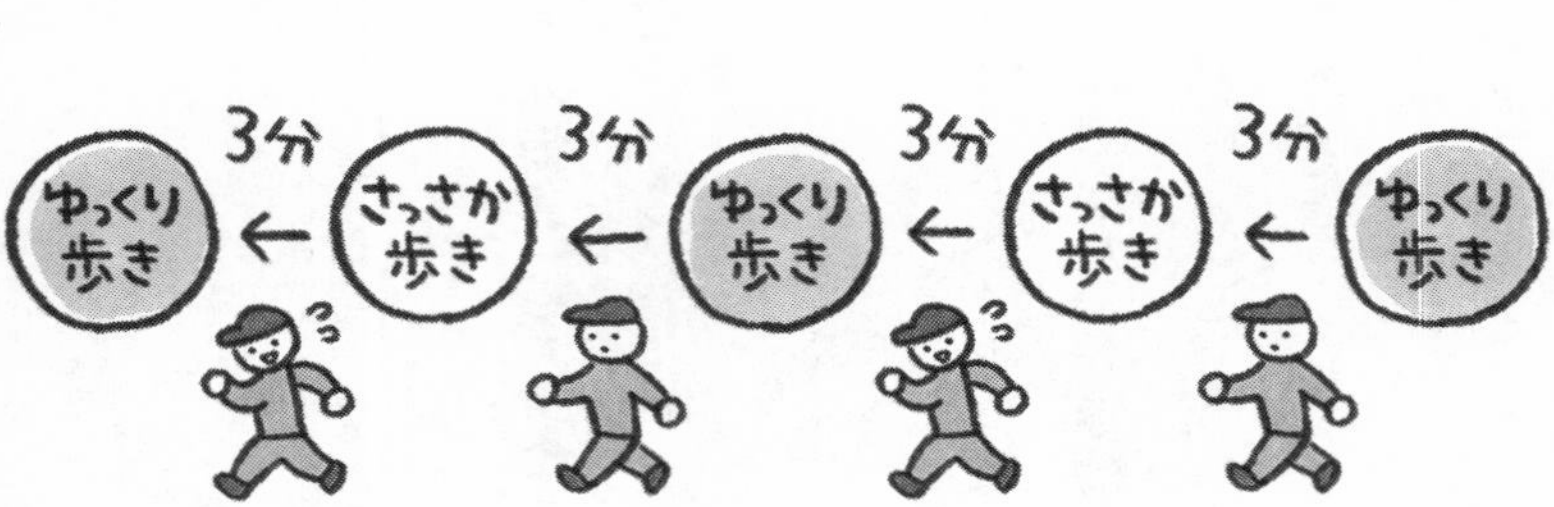
ゆっくり歩き
3分
さっさか歩き
3分
ゆっくり歩き
3分
さっさか歩き
3分
ゆっくり歩き

れたり、歩行ペースを記録できるスマートフォン用の無料アプリもあります。

ストップウォッチや腕時計でもよいですが、歩くことに意識を集中するうえでは、スマホアプリを使ったほうが便利です。

なお、持病があって通院している人は、主治医と相談してから行ってください。

「フラダンス」でインナーマッスルをフル稼働

優雅に見えて、体幹をしっかり鍛える

「時間を測りながら歩くなんてめんどう」「もっとラクで楽しい筋トレ法はないの?」

「めんどうくさい脳」になっている方からは、そんな声が聞こえてきそうですね。

インターバル速歩は、決してめんどうなトレーニングではありません。
とはいえ、まずは運動に興味をもっていただくことが大事なので、**エモーショナルなときめきがプラスされた楽しい筋トレとして、フラダンスを紹介しましょう。**

フラダンスは、「ハンドモーション」と呼ばれるしなやかで美しい手の動きが特徴的な、ハワイの伝統的な踊りです。

ゆっくりとした優雅な動きは、一見、筋トレとはかけ離れた印象がありますが、下半身の負荷は結構なものです。

はだしの足裏と足指で地面をしっかりととらえながら、重心を低くした姿勢でひざを曲げて立ち、絶えず腰を左右に振ってステップを踏む。

こうした姿勢で踊っていると、足の指先から太もも、お尻、腰、背中に至るまで、**インナーマッスルがフル稼働**を余儀なくされます。筋肉のなかでいちばん大きな太ももの筋肉が鍛えられることで、基礎代謝が上がり、太りにくい体になっていきます。

［筋トレになるフラダンス］

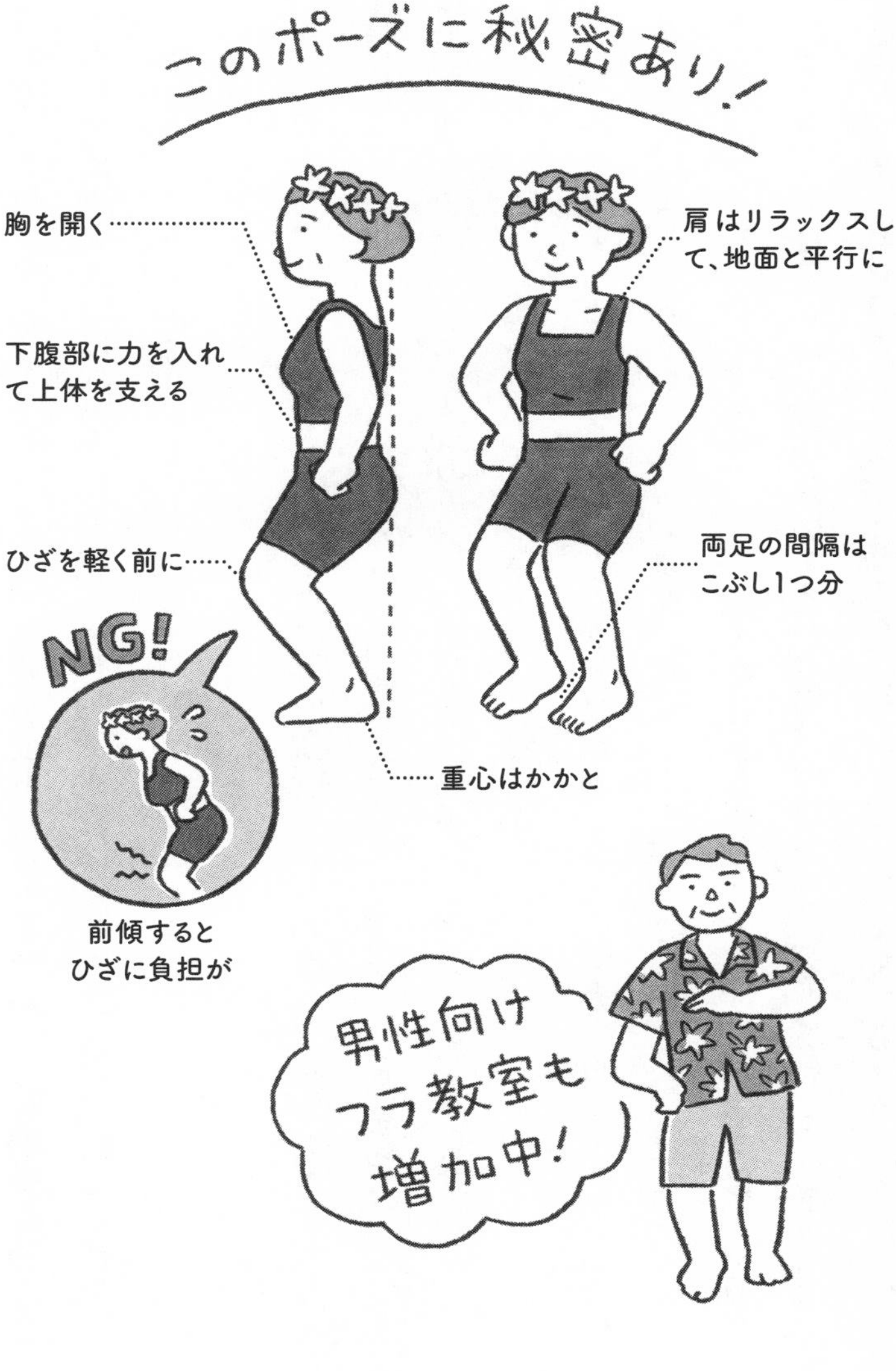
このポーズに秘密あり！
胸を開く
下腹部に力を入れて上体を支える
ひざを軽く前に
重心はかかと
肩はリラックスして、地面と平行に
両足の間隔はこぶし1つ分
NG!
前傾するとひざに負担が
男性向けフラ教室も増加中！

優雅な手の動きも見た目よりハードで、腕の筋トレになるほか、その**繊細な動きを覚えるために脳も大いに刺激されます。**また、長く続けるうちに体幹が鍛えられて体のバランスが安定し、転倒しにくい体づくりにもつながります。

さらに、福岡大学スポーツ科学部の森口哲史教授が40〜50代の女性を対象に行った調査では、フラダンスのレッスンを2時間受けた人は、「活気」が高まった一方で、「緊張」「抑うつ」「疲労」などのマイナスの感情は低下していたと報告されています。

フラダンスは、心理面にもよい影響を及ぼすということです。

フラダンスは、もともと文字をもたなかったハワイの人たちが、自分の気持ちを伝えるために踊ったものといわれています。華やかな衣装を身にまとって踊れば、よりエモーショナルなときめきが高まり、脳の活性化につながります。**日本では、フラダンスというと女性のイメージが強いですが、男性の筋トレ、脳トレとしても最適です。**

実際に、最近はフラダンス教室へ通う男性も少しずつ増えているようです。

脳を意図的に混乱させる「シナプソロジー」という考え方

体を動かし、頭で考える

もう一つご紹介したいのが、「シナプソロジー」について。これは、「スポーツクラブルネサンス」が開発した脳を活性化するメソッドで、２つ以上の作業を同時に行う「デュアルタスク」（163ページ参照）を基本としています。

シナプソロジーにおけるデュアルタスクとは、「体を動かす」と「頭で考える」の2つ。たとえば、ジャンケンやボール回しなどの基本的な「体を動かす」動作があるとします。そこに、「頭で考える」課題を追加します。そして、ここがおもしろいところなのですが、2つの課題を変化させ続けるのです。

ここでは一つ、スカーフを使ったシナプソロジーの方法を紹介しましょう。

その名も「スカーフまわし」。

脳を適度に混乱させる「スパイスアップ」

用意するのは、軽く結んだスカーフだけ。なければ、ハンカチやタオルでも構いません。

2人で2メートルほど間隔を空けて向き合い、スカーフをお互いに投げ合います。

ただし、投げ手と受け手には、次のようなルールがあります。

○投げ手はスカーフを投げるときに、「左」「右」とランダムに指示を出します。
○受け手はスカーフを両手でキャッチし、「左」「右」と指示された言葉を言いながら、その方向に体のまわりを1周まわします。

○投げ手と受け手を入れ替えながら、これを繰り返します。

投げる、キャッチするという運動に、「体のまわりをまわす」という日常生活のなかではあまり行わない動きを加え、さらに、指示を瞬時に理解するというデュアルタスクが求められるわけですね（次ページイラスト参照）。

これだけでも十分に脳に刺激を与えられますが、さらに変化をつけていきましょう。シナプソロジーでは、これを「スパイスアップ」と呼んでいます。

ここでは、2つのスパイスアップを紹介します。

○スパイスアップ1

投げ手は、指示する言葉を「左」「右」から、「鳥」「魚」に変えます。受け手は「鳥」と言われたら「鳥」と答えながら受け取り、体のまわりを左回りに1周まわし

［シナプソロジーで楽しくデュアルタスク］

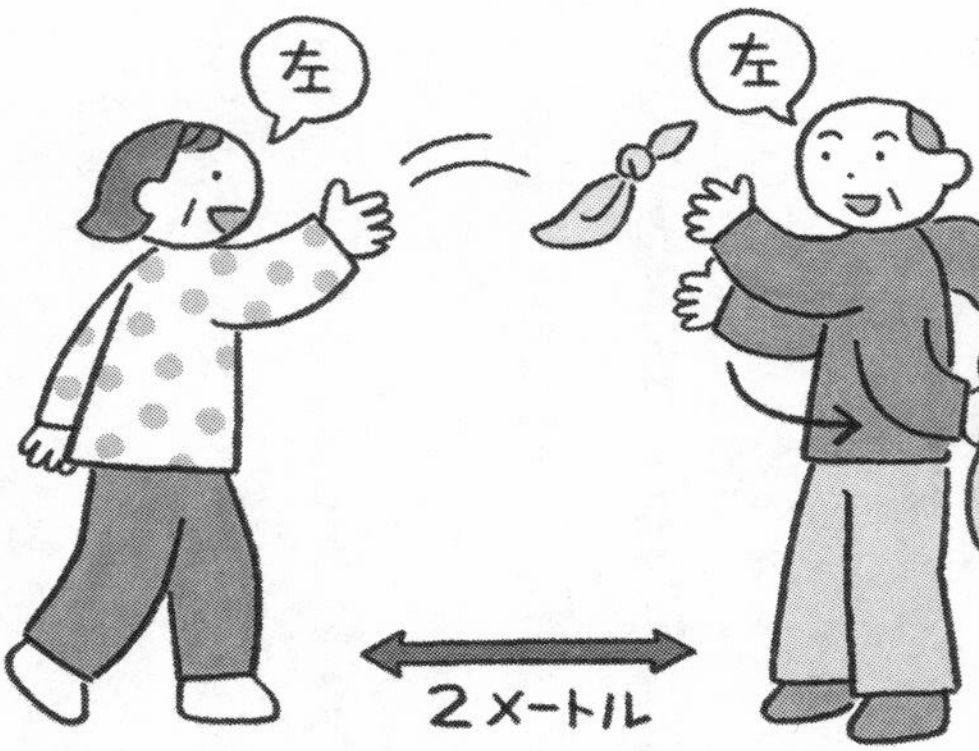

基本の動作

受け手は、スカーフを体のまわりをまわすと同時に、指示された言葉を「声に出す（口や舌を動かす）」ことで脳を刺激される。両手で受け取るのが簡単過ぎる（脳への刺激が足りない）場合は、指示されたほうの片手で受け取り、難易度をアップさせせよう。

慣れてきたらスパイスアップ！

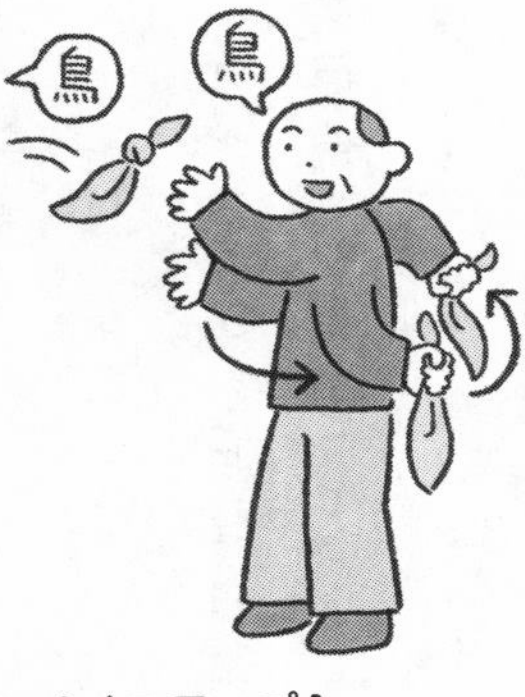

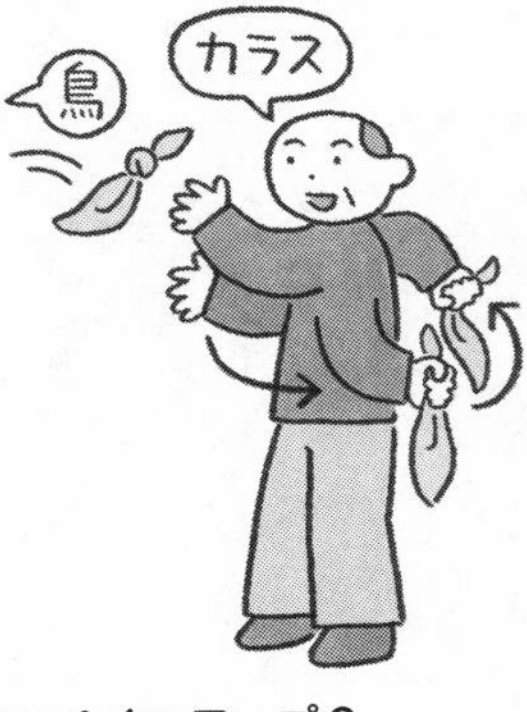

スパイスアップ1

投げ手の指示する言葉を
「左」→「鳥」、「右」→「魚」に
変える。

スパイスアップ2

さらに受け手の言葉も変える。

「鳥」と言われたら鳥の名前、「魚」

と言われたら魚の名前を言う。

ます。「魚」と言われたら「魚」と答えながら受け取り、体のまわりを右回りに1周まわします。

○スパイスアップ2

動きはスパイスアップ1と同じにしつつ、「鳥」と言われたら鳥の名前を言いながら受け取り、「魚」と言われたら魚の名前を言いながら受け取ります。

うまく変化に対応できましたか？

こうして**感覚器や認知機能への刺激を変化させることで、脳が適度に混乱する状況を作り出す。**これがシナプソロジーのだいご味です。

さらにもう一つ、スカーフを使ったシナプソロジーのメソッドをご紹介。

ここでは、スカーフのほかにお手玉を用意します。お手玉がなければ、ゴムボール

［手の動きを変えて脳の刺激をアップ！］

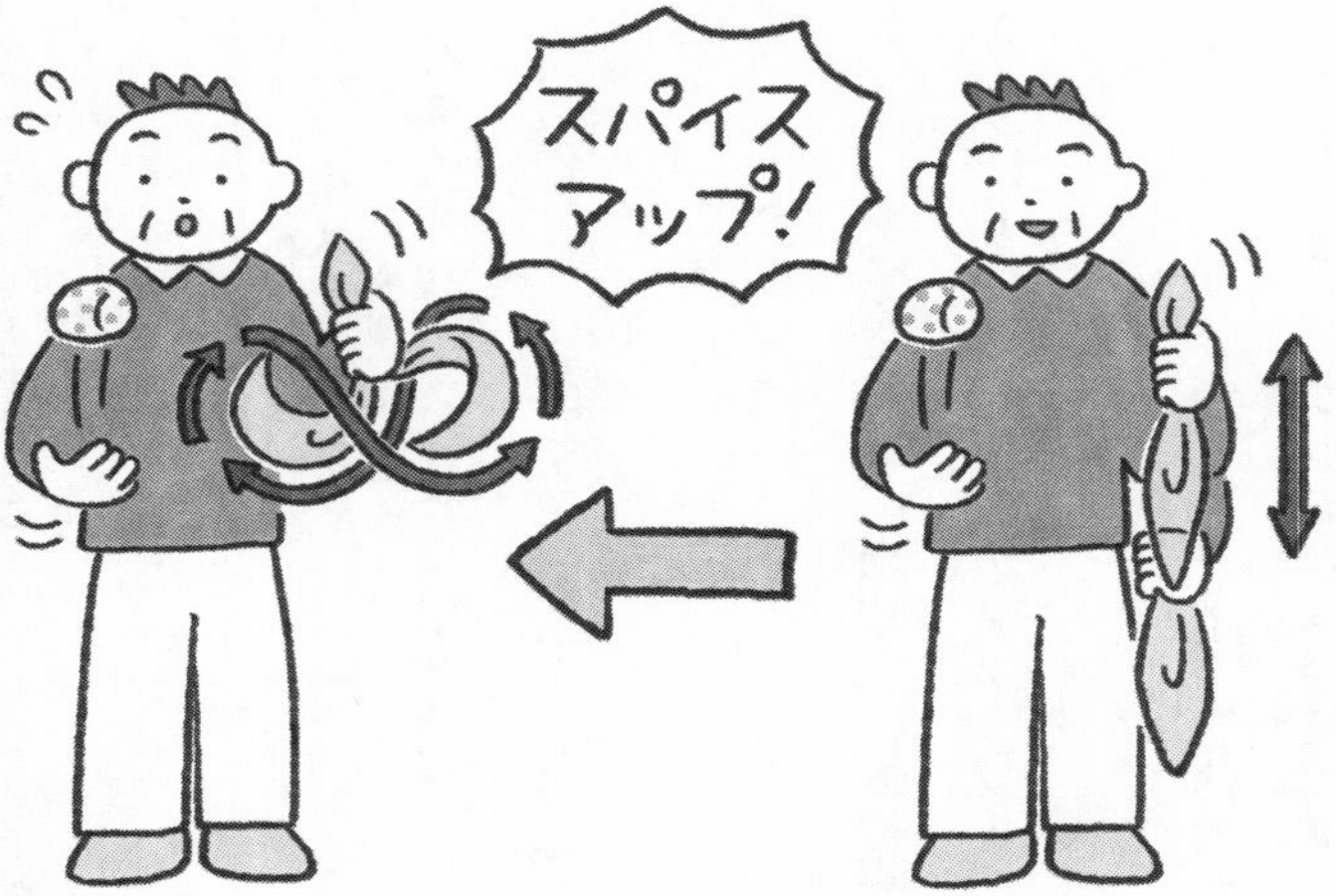

でも丸めた紙でも、何でも構いません。

そして、片手でお手玉を上に放り投げて受け取る動作を繰り返し、もう片方の手でスカーフを上下に振ります。

これも左右の手で違う動作を行うデュアルタスクになります。

おそらくは、これなら認知症グレーゾーンの人でも問題なくできるでしょう。

そこでスパイスアップ。

お手玉を持つ手は同じ動作のままに、スカーフを三角形や、横に8の字の形に振り回しましょう。これが案外難しく、私は初めて挑戦したとき、苦労しました……。

2つ以上の作業を同時に行い脳を刺激認知機能をアップさせる

手の指「ぐるぐる回し」

私たちは日常生活のなかで、自然と2つ以上のことを同時に行っています。

たとえば、料理を作るときに食材を刻みながら炒め物をしたり（123ページ参照）、電話しながらメモをとったりするなど。

この**「2つ以上のことを同時に行う」ことを「デュアルタスク」と呼ぶ**のですが、このような普段当たり前にできていることが、認知症グレーゾーンや認知症の人には難しくなってしまいます。認知機能の衰えにともない、複数の情報を正確に情報処理

［指先でデュアルタスク］

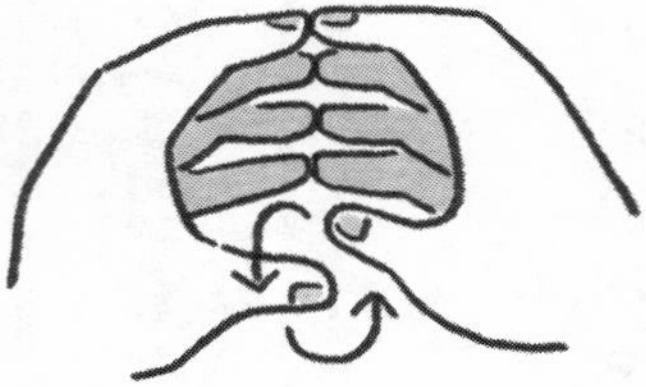

1本ずつぐるぐる

親指だけ離してぐるぐる10回、反対回しで10回。次は人差し指だけを離して同様に中指、薬指、小指と順々に

回転させる指同士はふれ合わないように回す。それ以外の指先は離れないように

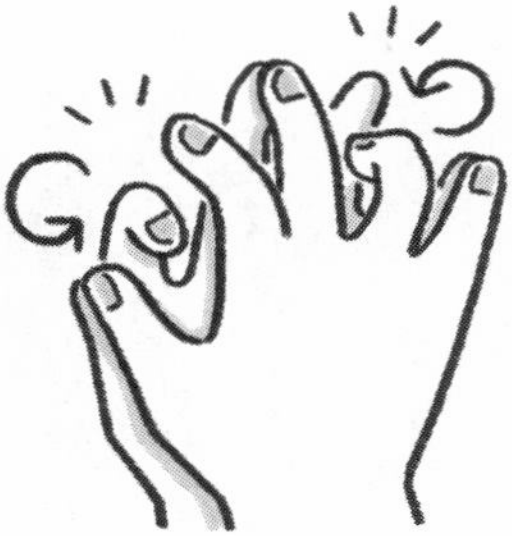

2本同時にぐるぐる

ここから「デュアルタスク」。2本の指を同様に回す。「親指と人差し指」「人差し指と中指」「人差し指と薬指」など、いろいろな組み合わせで

回転させる指は2組ともふれ合わないように

できなくなっていくからです。

つまり、逆に考えれば、**デュアルタスクを取り入れることで、衰えた認知機能を鍛えることができる**ということになります。

無理なく簡単にできるデュアルタスクとしては、「会話しながらの散歩」をおすすめします。一人で黙々と歩くのではなく、誰かと会話しながらウォーキングすることで自然にデュアルタスクを実践できます。

また、ふと気が向いたときに、上の図のように指先を動かすだけでもデュアルタスクを行うことが可能です。

【「ぐるぐる回し」のやり方】

①両手の指を合わせて、ドーム状の形をつくります。

②親指をぐるぐる「10回」回し、次に反対回しで「10回」回します。

③次に、人差し指を同様に「10回」回し、反対回しで「10回」回し、中指、薬指、小指と順に回していきます。

④それでは次に、2本の指（親指と人差し指、または人差し指と中指、人差し指と薬指など）を同時に回してみましょう。

③まではよくある指回しですが、④を加えることで「デュアルタスク」になります。指同士がふれ合わないように回すのがポイントです。油断するとすぐにふれてしまうので、集中力が必要です。慣れてきたら、回す方向を変えてみるなど、自分なりにアレンジすればより効果的です。

「片手でグーパー、片手で指折り」体操

ほかにも、一人で手を動かして楽しむ頭の体操があります。名づけて、「片手でグーパー、片手で指折り」体操。

【やり方】

①両手を開いて「パー」にします。

②左手を「グー」にし、右手は親指を折って「1」と数え始めます。

③次に、左手を「パー」にし、右手は人差し指を折って「2」と数えます。

④そのあと、左手を「グー」にし、右手は中指を折って……といった具合に5まで数えたら、右手の小指から立てていき、10まで数えます。

【ポイント】

最終的に両手が「パー」になっていれば合格です。

脳で筋肉の刺激を拾い上げる「本山式らくらく筋トレ」

歩いたり、立ったりして筋トレを行うことが難しい人のために、座ったままでできる筋トレを紹介しましょう。

筑波大学大学院で、筋力トレーニングと認知機能との関係を研究していた本山輝幸さんが考案した「本山式筋力トレーニング（以下、本山式筋トレ）」です。

本山式筋トレは、ほとんどが座ったままでできるうえに、自分の力を最大限使って筋肉に負荷をかけ、**負荷をかけた部位に意識を集中させるのが特徴**です。

負荷をかけた筋肉の刺激を感じとるように集中すると、筋肉と脳の感覚神経がつながっていき、認知機能の改善に大きな効果が期待できるのです。

手足、腹筋、体幹まで鍛える「らくらく筋トレ①」

【やり方】
① ひざがほぼ直角に曲がる高さのイスに座ります。
② 両手をグーにしてくっつけ、ひざの間にはさみます。
③ 両手で太ももを開くように、左右に思いきり力を入れて押す一方で、両足は開かないように全力で押し返します。つまり、自分の手足を格闘させるのです。
④ 10秒経ったら、力をゆるめます。
⑤ これを2回繰り返します。

【ポイント】

手と足の筋肉の刺激に意識を集中させると、手足の末梢神経から脳へ向かってシグナルが伝わります。

［本山式筋トレ①（開いて閉じる）］

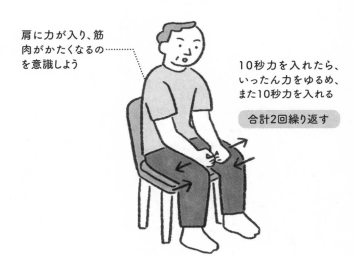

肩に力が入り、筋肉がかたくなるのを意識しよう
10秒力を入れたら、いったん力をゆるめ、また10秒力を入れる
合計2回繰り返す

その結果、脳が大いに刺激されて認知機能の回復につながるといわれています。

とてもシンプルな動きですが、実際に試してみると結構ハード。手足の筋肉だけでなく、腹筋や体幹も使うため、自然と全身の筋肉が鍛えられます。

コツは、集中して力を入れること。

負荷をかけた筋肉の部位に強い刺激を感じるくらい全力で押し合いましょう。それでもまったく何も感じない場合は、末梢神経のシグナルが脳へ伝わっていない可能性があり、感覚神経がにぶい状態です。

認知症グレーゾーンチェックにも使える「らくらく筋トレ②」

太ももの筋肉とおなかの筋肉を強化するうえでは、次のような筋トレも役立ちます。

【やり方】

①イスに浅く座り、背もたれによりかからず、両手でイスの座面を軽くつかみます。

②片方の足を前方に伸ばします。このとき、太ももの筋肉に意識を集中させます。

③ひざがまっすぐ伸びた水平の状態から、さらに10センチほど上げたり、逆に10センチほど下げたりする動作を、10秒かけてゆっくり2~3回繰り返します。

④次に、もう片方の足で②③を行います。

⑤これを左右の足で5回ずつ繰り返します。

●本書へのご意見・ご感想をお聞かせください。

ご協力ありがとうございました。

郵便はがき

切手をお貼りください

105-0003

(受取人)
東京都港区西新橋2-23-1
3東洋海事ビル
(株)アスコム

認知症グレーゾーンから Uターンした人がやっていること

読者　係

本書をお買いあげ頂き、誠にありがとうございました。お手数ですが、今後の出版の参考のため各項目にご記入のうえ、弊社までご返送ください。

お名前	男・女	才
ご住所　〒		
Tel	E-mail	
この本の満足度は何%ですか?		%

今後、著者や新刊に関する情報、新企画へのアンケート、セミナーのご案内などを郵送またはeメールにて送付させていただいてもよろしいでしょうか?
□はい　□いいえ

返送いただいた方の中から**抽選で3名**の方に
図書カード3000円分をプレゼントさせていただきます。

当選の発表はプレゼント商品の発送をもって代えさせていただきます。
※ご記入いただいた個人情報はプレゼントの発送以外に利用することはありません。
※本書へのご意見・ご感想およびその要旨に関しては、本書の広告などに文面を掲載させていただく場合がございます。

［本山式筋トレ②（もも上げ）］

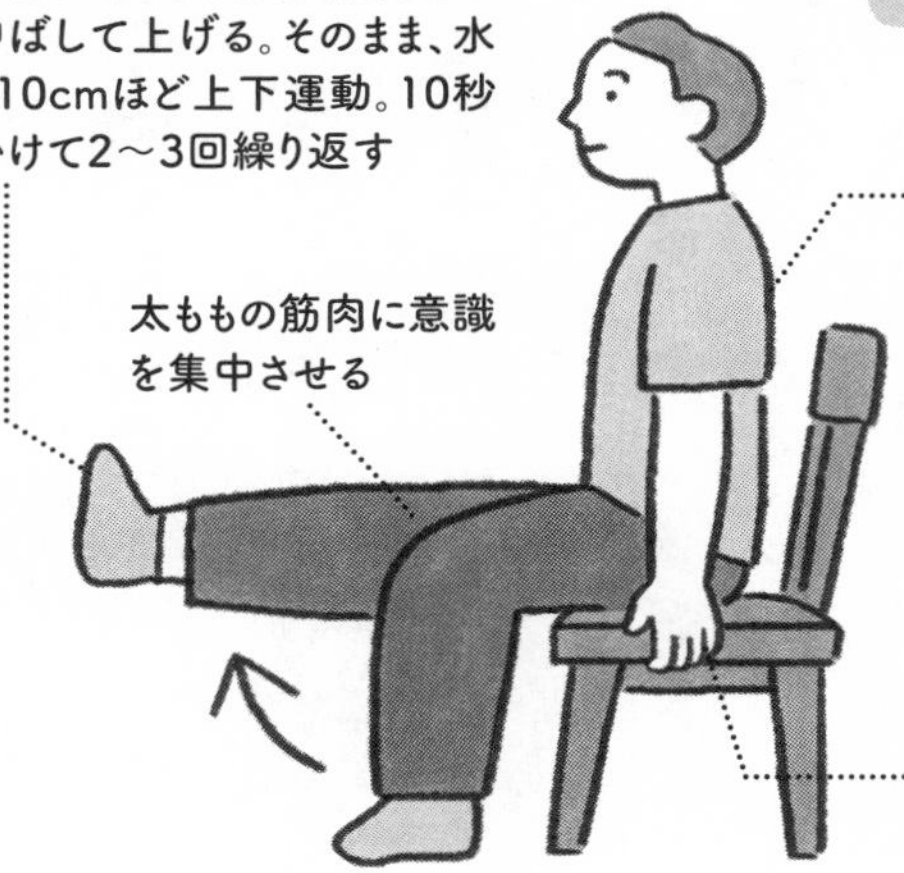

左右5セット行う
床と平行になるように、片足をまっすぐ伸ばして上げる。そのまま、水平より10cmほど上下運動。10秒ほどかけて2～3回繰り返す
イスに浅く腰かける。背もたれによりかからない
太ももの筋肉に意識を集中させる
体を安定させるために、両手でイスの座面をつかむ

【ポイント】

認知症グレーゾーンの人は、体の末端で受けた刺激を脳へ伝える感覚神経が鈍っている場合が多いので、**この筋トレは認知症グレーゾーンのチェックにも使えます。**

伸ばした足を上方に上げたときに、太ももに感じる筋肉の痛みが「何も感じない」は0、「限界と感じるほど痛い」を10とし、10段階で自己評価してみましょう。

健康な人は、10秒以上、伸ばした足を上方に上げる姿勢はかなりツラくて、「5～10」の強い痛みを感じます。

一方、痛みを感じない「0～1」の人

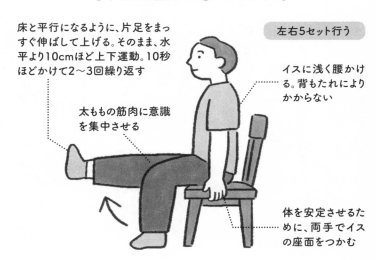

は、認知機能がかなり衰えている可能性があります。

また、**痛みを感じないか、感じてもわずかな「0〜3」の人は、認知症グレーゾーンの可能性が疑われます。**

足腰を鍛えて転倒予防「らくらく筋トレ③」

認知症グレーゾーンからUターンするうえで効果的な、本山式筋トレをもう一つ紹介します。

【やり方】

①イスに座って背筋を伸ばし、両手はイスの座面をつかみます。
②片足ずつ交互に大きく引き上げます。別の片足は床についていて構いません。
③交互に計20回、行います。
④これを2回繰り返します。

［本山式筋トレ③（交互足上げ運動）］

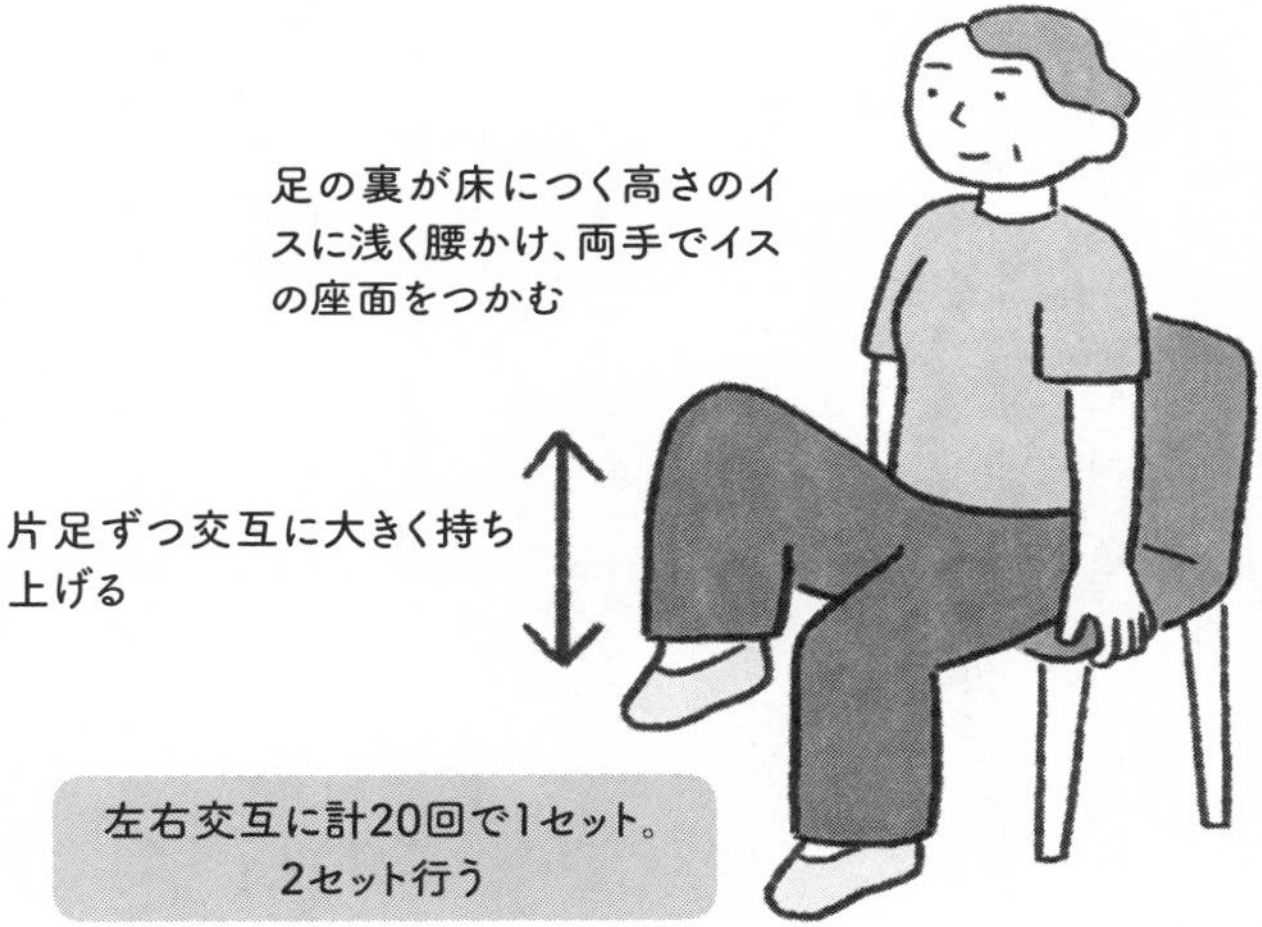
足の裏が床につく高さのイスに浅く腰かけ、両手でイスの座面をつかむ
片足ずつ交互に大きく持ち上げる
左右交互に計20回で1セット。2セット行う

【ポイント】

足を大きく上げるには、腹筋と太ももの筋肉を使います。この2つの筋肉に集中して刺激を感じとるようにしましょう。

とくに、体のなかでいちばん大きな筋肉である太ももの筋肉の刺激に集中すれば、より大きな刺激が脳に加わります。

また、どちらの筋肉も立ち上がるときに使う筋肉なので、足腰が弱りがちな高齢者の転倒予防にも役立ちます。

本山式筋トレは、**筋肉を鍛えると同時に、感覚神経を意識することが重要**。ぜひ「筋肉のシグナル」を感じてください。

「ながらストレッチ」でも認知症リスクは下がる

テレビを観ながら「足の甲側足首ストレッチ」

あらたまって運動をすることが、どうしてもめんどうくさい人には、「ながらストレッチ」がおすすめです。

体の柔軟性が高まると、血管の筋肉もやわらかくなり、認知症の引き金になる動脈硬化が抑えられます。また、アルツハイマー型認知症の要因の一つとされる脳内のたんぱく質の「糖化」（糖質のとり過ぎなどにより、たんぱく質と糖が結びついて、茶色く焦げたようになる現象）や、寝たきりにつながる転倒を防ぐうえでも有効です。テレビを観ながら

［足の甲側足首ストレッチ］

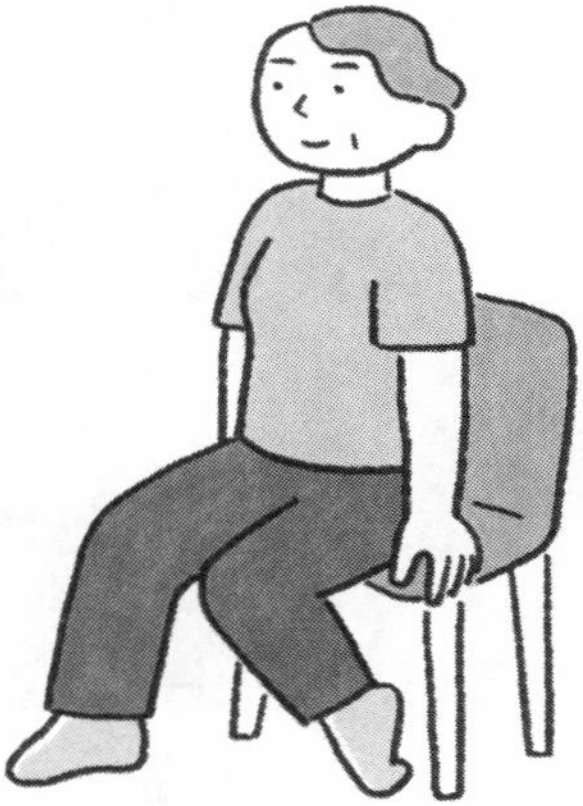

イスに浅く腰かけ、イスの下で左足の甲側を床に向ける

ひざを斜め下に押し出すようにして、足指、甲、足首の順に伸びていくことを意識。それぞれのポイントで3秒間キープ

左右3セット行う

でも構いません。次の「足の甲側足首ストレッチ」を日常的に行いましょう。

【やり方】

①イスに浅く座り、左足の甲側を床に向けます。

②ひざを斜め下に押し出すようにしながら、最初は足指、次は甲、次に足首の順に伸びていくことを意識。それぞれのポイントで3秒間キープします。

③左右の足で3セット行います。

イスに座ってできるこのストレッチは、いつでも家で気軽にトライしてみてください。

第5章

認知症グレーゾーンから Uターンするための「食習慣・睡眠習慣」

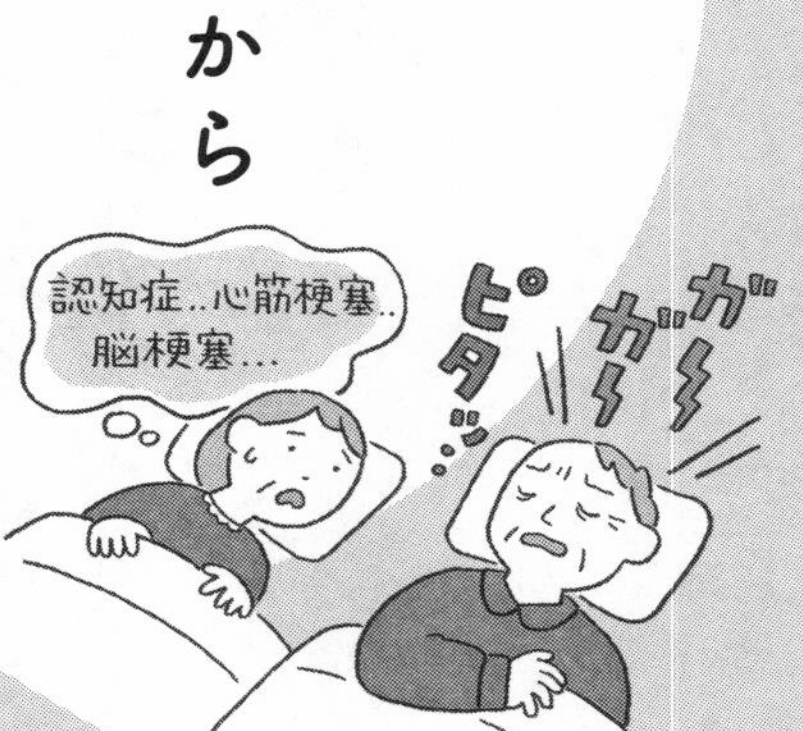

この第5章では、生活習慣の中心にある「食事」と「睡眠」についてお話しします。

認知症グレーゾーンで「めんどうくさい脳」になると、食事をおろそかにしがち。

ところが、外食や出来合いの総菜などが中心の食事は、脳へのリスクを高めます。

一方で、認知症リスクが最大23%も低下したという報告がある、科学的に検証された「脳によい食事」もあります。

また、良質な睡眠は「脳のごみ」を洗い流すのに欠かせません。

よく食べて、よく眠る。

これに勝る健康法はないのです。

食事と脳血管性認知症の深い関係

一人暮らしの高齢者が陥りがちな食事の偏りとは？

認知症を予防・改善するためには、**毎日の食事も重要なカギを握ります。**
年をとるにつれ、胃腸の働きが低下して食が細くなり、味覚も衰えていきます。
そのため、栄養バランスが偏りがち。

Rさん（71歳・男性）もそうでした。
1年ほど前に奥さんが亡くなり、一人暮らしになったRさんは、自分で料理ができないため、朝食と昼食はとりあえず満腹感の得られる「おにぎり」や「あんぱん」などで済ませるのが常でした。また、昔から日本酒が大好きで、そのつまみとして出来合いのポテトフライや唐揚げを1～2品買ってきて、夕食代わりにする毎日。

その結果、運動不足も重なって、食事の量はそれほど多くないにもかかわらず、一人暮らしを始めて1年の間に体重が10キログラムも増量。

手足は細いのに、おなかだけがポッコリ出ているという、まさに生活習慣病の引き金となる「内臓脂肪型肥満」、いわゆるメタボ体形になりました。

やがてゴミを捨てるのもめんどうくさいと言って、家の中がゴミ屋敷寸前の状態に。さすがに心配になった長男のお嫁さんが、私のところへ相談に来られたのです。

一人暮らしの高齢者の方は、Rさんのような食生活を送っていることが珍しくありません。炭水化物を食べる量が増える一方で、野菜やたんぱく質が大幅に不足し、肥満になったり、逆にやせたりしてしまう場合も多く見られます。

もともと料理好きの女性でも、**認知症グレーゾーン**（**ＭＣＩ：軽度認知障害**）**が始まると、**料理を作らなくなるとともに、味覚や嗅覚が鈍くなることから、**食事に対するこだわり自体が失われます。**そのため、ごはんと漬物だけ、あるいは具のないうどんばかり食べていたりする場合が珍しくありません。また、コンビニやスーパーで適当に買った出来合いの総菜と、カップ麺を主食としている人も結構いらっしゃいます。

その結果、塩分や油脂の摂取量がどうしても増え、高血圧や糖尿病につながりやすくなります。**これらの生活習慣病は血管にダメージを与え、動脈硬化から脳血管性認知症を引き起こす可能性があります。さらには、糖尿病になるとアルツハイマー型認知症のリスクをも引き上げてしまうのです。**

生活習慣病の認知症リスクについては、２２９ページで詳しくお話ししますが、体も脳も、**健康の基本は食事にあり。**

この章では、まずは脳を元気にする食事術からお話ししていきます。

認知症リスクが最大23％下がった脳によい食事とは

脳も体も喜ぶ「地中海食ピラミッド」

科学的な検証が進んでいる認知症対策に有効な食事としては、「地中海食」があげられます。地中海食とは、地中海沿岸に位置する国（イタリア、ギリシャ、スペインなど）で昔から食べられている伝統的な料理のことです。**ＷＨＯ（世界保健機関）も健康のための食生活の指標として地中海食を推奨しており、認知症の引き金となる脳血管障害や糖尿病などの生活習慣病の予防にも役立つ**といわれています。

２０２３年３月にも、イギリスの電子版医学誌（BMC Medicine）で、地中海食をとっ

［地中海食ピラミッド］

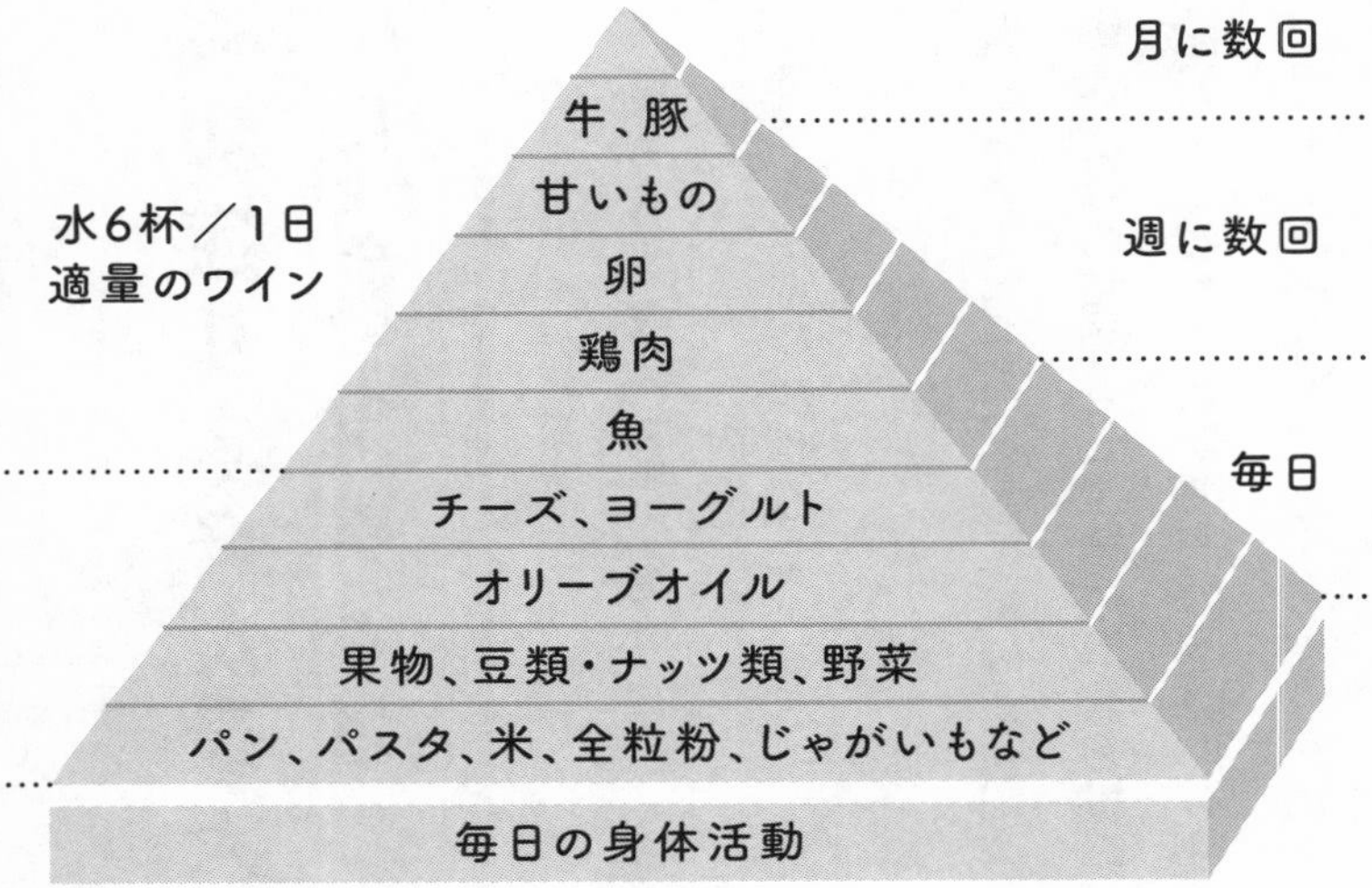

ている人は、そうでない人にくらべて、認知症のリスクが最大23％も低くなったという報告がされました。

この報告は、6万人以上の人を対象に、平均約9年にわたって追跡した調査結果に基づくものです。

地中海食の内容を、とる頻度ごとに分類して示したのが上の図です。これは「地中海食ピラミッド」と呼ばれ、食べる頻度の多い食品ほど下に記されています。

ざっとあげると、地中海食の特徴は、次のとおり。

○肉よりも魚が多い
○食用油はオリーブオイル
○ナッツ・豆類、野菜、果物など、植物性の食品が豊富
○適量の赤ワイン

すべてを取り入れるのは難しくても、少しでもこれらの食材を食べることを意識しましょう。その積み重ねによって食習慣が変化していき、認知症グレーゾーンからUターンできる確率が高くなります。

肉より魚がいいのは「脂肪酸」に秘密がある

では、なぜ地中海食では肉より魚がおすすめされているのでしょうか?
その理由は、魚に豊富な「オメガ3」と呼ばれる不飽和脂肪酸（DHA・EPA）。

オメガ3脂肪酸を日常的に摂取していると、脳の記憶力・学習能力の向上に役立つといわれており、65歳以上の日本人、約1万3000人を対象とした東北大学の研究チームの調査でも、魚を食べる量が最も少ないグループにくらべて、魚を食べる量が最も多いグループは、認知症リスクが16%も低下したことが報告されています。

魚のなかでもマグロ、カツオ、サバ、イワシ、サンマといった背の青い魚にオメガ3は多く含まれています。手軽にサバ缶やイワシ缶などを活用してもいいですね。

また、わかめ、昆布、ひじきといった海藻類にもオメガ3は豊富ですし、人気のエゴマ油やアマニ油も、オメガ3脂肪酸（α－リノレン酸）の有効な補給源となります。

なお、肉については、油脂の分類では「飽和脂肪酸」に分類され、魚のオメガ3よりヘルシー度は劣ります。しかし、肉はたんぱく源として非常にすぐれているのも事実。長寿の人は、年をとっても肉をよく食べている人が多いともいわれていますから、しゃぶしゃぶのように脂を抜いて食べる調理法なら、肉も〝善玉食品〟に変身します。地中海食でも、脂の少ない赤身の肉は月数回ならＯＫとされています。

最強の組み合わせはオメガ3とオリーブオイル

オリーブオイルは、不飽和脂肪酸の「オメガ9」に分類されるオレイン酸が豊富で、オメガ3同様、認知症に対する効果が報告されています。

アメリカの研究チームによる動物実験では、オリーブオイルの豊富なエサを与えたマウス（アルツハイマー病の遺伝子を組み込んだマウス）は認知機能が高いことや、アルツハイマー型認知症の原因になるといわれるアミロイドβ、通称「脳のごみ」（192ページ参照）の蓄積が少ないことも確認されました。

なお、同研究で使われたオリーブオイルは、オリーブの実を搾ってろ過しただけの高品質なエキストラバージンオリーブオイルです。

先に紹介したオメガ3のエゴマ油やアマニ油は、酸化しやすいことから加熱調理に使えないため、日常の食生活にはこれらのオメガ3の食用油とオリーブオイルを上手に組み合わせて使用すると、最強の認知症対策となります。

おやつやつまみにナッツを推す理由

アーモンド、カシューナッツなどのナッツ類にも、オリーブオイルと同じオレイン酸が豊富に含まれています。

さらに、ナッツ類には脳の神経細胞にダメージを与える活性酸素（毒性の強い酸素）の害を抑える**ビタミンE、ポリフェノールといった抗酸化成分も含まれており、認知症の予防・改善には最適**の食品です。

65歳以上の認知症の患者さんを対象とした3年にわたるイタリアの研究では、日常的にナッツを摂取しているグループは、そうでないグループにくらべて、認知機能の低下が減少したと報告されています。

日本では、ナッツ類を日常的に食べる人は少ないと思われますが、食間のおやつとして、お酒のつまみとして、ナッツ類を積極的に摂取することをおすすめします。

適量のワインが脳を守る

ここで、ワイン好きの人に朗報です。

65歳の高齢者３８００人を対象に、数年にわたって追跡調査したフランスの研究では、ワインを1日3~4杯飲んでいる人は、お酒をまったく飲まない人にくらべて、アルツハイマー型認知症の発症率が4分の1に抑えられたと報告されています。

赤ワインに含まれているポリフェノールという抗酸化成分が、脳の神経細胞を守るうえで効果的に働くと考えられています。

ただし、逆に悲しい話も……。

長期にわたって多量の飲酒を続けると、認知症になる危険性が高まることが複数の研究で明らかにされており、ワインも例外ではありません。

日本医科大学の調査では、お酒に弱い人（アルコールを分解する酵素の働きが弱い人）が、

［適度な飲酒量の目安］

ビール アルコール度数 5%	中瓶1本（500ml）
清酒（日本酒） アルコール度数 15%	1合（180ml）
ウイスキー アルコール度数 43%	ダブル1杯（60ml）
ワイン アルコール度数 12%	グラス2杯（180ml）
焼酎 アルコール度数 35%	グラス2/3杯（80ml）

日常的に飲酒していると、アルツハイマー型認知症を発症しやすいことが明らかになっています。

また、75歳以上の人を対象に10年にわたって調査したスイスのチューリッヒ大学の研究では、赤ワインの摂取頻度が多い場合、男性はアルツハイマー型認知症になりにくいのに対し、女性では逆にそのリスクが高まるという報告が出ています。

厚生労働省は「節度ある適度な飲酒」の目安として、1日平均純アルコールで約20グラム程度と発表しています。これをお酒の種類別に示したのが、上の表です。

なお、厚生労働省は飲酒に対し、次のような注意喚起も促しています。

○女性は男性よりも少ない量が適当である
○少量の飲酒で顔が赤くなるような人は、アルコール代謝能力が低いので、通常より少ない量が適当である
○65歳以上の高齢者は、より少量の飲酒が適当である
○アルコール依存症者と診断された人は、適切な支援のもとに完全断酒が必要
○飲酒習慣のない人には、先に示した目安量は当てはまらない

飲酒と認知症の関係については、赤ワインを含めて相反する研究データが複数出ており、結論がまだ出ていないのが現状ですが、私の個人的な考えとして、「適量の飲酒なら大丈夫でしょう」と患者さんに伝えています。

フレイルを防ぎ脳を守る魔法の合言葉

食材10種類のバランスが体と脳を守る

東京都健康長寿医療センター研究所が、**高齢者に適した栄養バランスのいい食品の頭文字をとり、「さあにぎやかにいただく」という合言葉で提唱**しています。

年をとると、肉や卵などの動物性たんぱく源の摂取量が不足しがちです。

その結果、低栄養でフレイル（加齢により心身の機能が衰える状態）が加速したり、認知機能の衰えにつながったりする傾向がありますので、次のページの表を参考にして、栄養バランスのよい食生活を心がけましょう。

［合言葉は「さあにぎやか（に）いただく」］

さかな	動物性たんぱく質やカルシウム、ビタミンDが豊富	魚、イカ、タコ、貝類、干物など
あぶら	適度な油脂分は細胞などを作るのに必要	サラダ油、バター、ゴマ油など
にく	良質なたんぱく源の代表	牛、豚、鶏、ハムなど
ぎゅうにゅう	たんぱく質とカルシウムが豊富	牛乳、チーズ、ヨーグルトなど
やさい	ビタミンや食物繊維を充分に摂れる	ほうれんそう、トマト、にんじん、かぼちゃなど
かいそう（きのこ）	低エネルギーでもミネラルと食物繊維が豊富	わかめ、昆布、のり、しいたけなど
に		
いも	糖質でエネルギー補給。ビタミン、ミネラルも含む	じゃがいも、さつまいも、里芋、山芋など
たまご	いろいろな調理法で簡単にたんぱく質が摂れる	鶏卵など
だいず	たんぱく質の素になる必須アミノ酸や、カルシウムも豊富	豆腐、納豆、油揚げ、豆乳など
くだもの	ミネラル、ビタミンが多く、食物繊維も摂れる	りんご、みかん、バナナ、イチゴなど

（出典）ロコモチャレンジ！推進協議会・東京都健康長寿医療センター研究所

※『さあ、にぎやかにいただく』は、東京都健康長寿医療センター研究所が開発した食品摂取の多様性スコアを構成する10種の食品群の頭文字をとったもので、ロコモチャレンジ！推進協議会が考案した合言葉です。

睡眠が「脳のごみ」を洗い流す

睡眠中に脳はリフレッシュしている

認知症や認知症グレーゾーンの発生には、睡眠も深く関わっていることが、最近の研究で明らかになってきました。

アルツハイマー型認知症の患者さんの脳は、老人斑と呼ばれるシミのようなものがたくさん沈着しているのが特徴です。**老人斑は主に「アミロイドβ《ベータ》」と呼ばれるたんぱく質**でできていて、通称「脳のごみ」。このアミロイドβの出す毒素により脳の神経細胞が死滅し、脳が萎縮していくと考えられています。

アミロイドβは、健康な人でも脳の中で絶えず発生しています。

それでも、通常はすぐに排出されていきます。

では、**アミロイドβの排出がとくに活発化するのはいつでしょうか?**

それが、睡眠中なのです。

アミロイドβは、睡眠中に脳脊髄《せきずい》液によって脳の外へ洗い流されることがわかってきています。そのため、睡眠が不規則になったり、浅くなったりして排出のサイクルに支障が出ると、アミロイドβが脳に沈着しやすくなると考えられています。

アミロイドβは、加齢によって蓄積されていくのは避けられません。

しかし、アルツハイマー型認知症の患者さんの脳では、自然の老化のスピードを超えてアミロイドβがたまっていきます。

その理由はまだよくわかっていませんが、確かなのは、アミロイドβを効率よく排出するには、睡眠時間を十分に確保する必要があるということです。

「7時間睡眠」とセットにしたいもう一つの睡眠ルール

じつは「寝る時間帯」が大切だった

「じゃあ、具体的にどのくらいの睡眠時間を確保すればよいの？」

この疑問に対しては、国内外の研究者がさまざまなデータを出しています。それらを総合的に見ると、**認知症対策として理想の睡眠時間の目安は「7時間」**。

最近のイギリスの研究でも、約8千人を対象に、50歳のときから25年ほどにわたって追跡調査した結果、平日の睡眠時間が「7時間」の人にくらべ、「6時間以下」の人は、30年後に認知症と診断される可能性が30％程度も高いと報告されています。

［睡眠時間と認知症リスク］

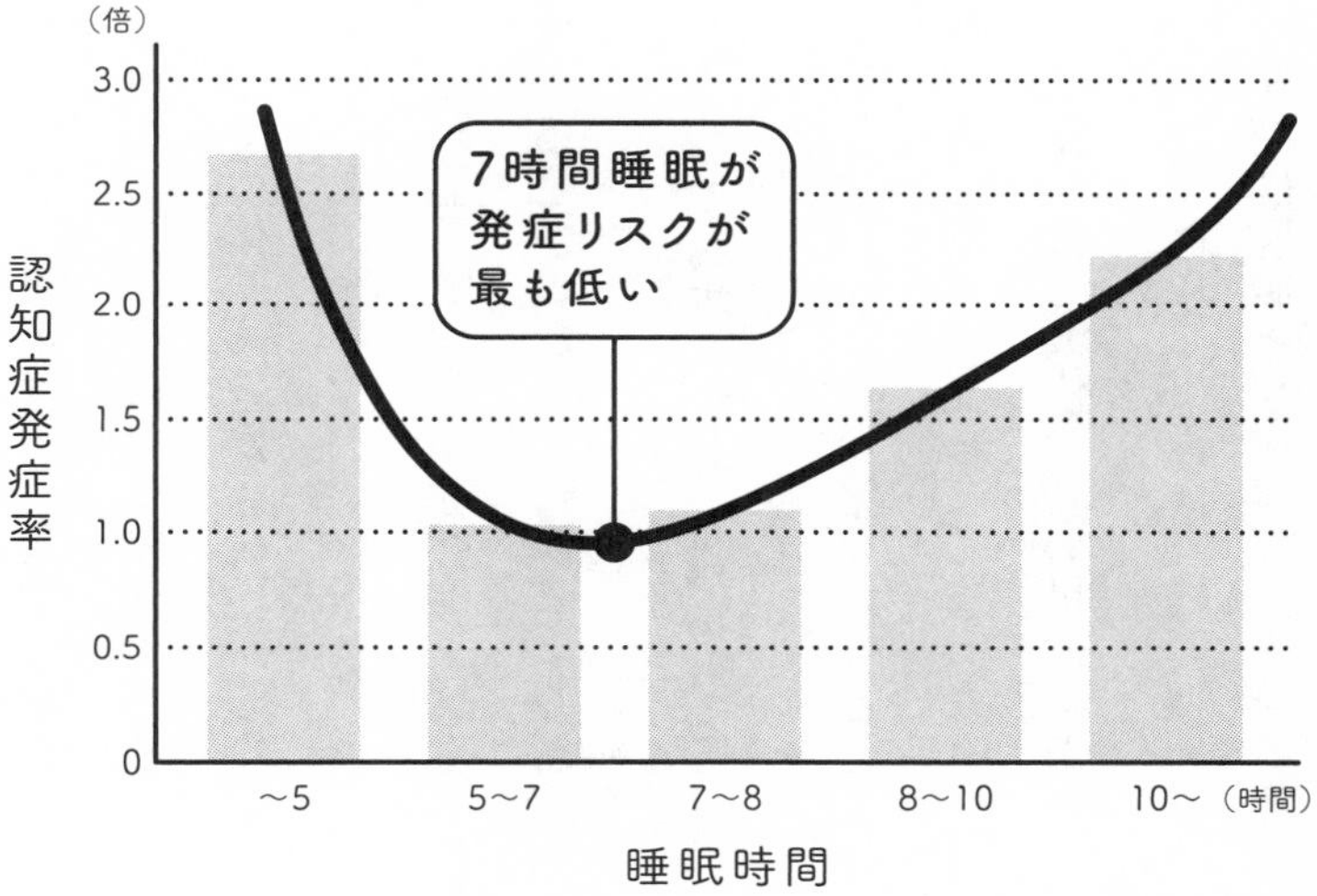

一方で、別の研究では、睡眠時間が7時間を超えると、再びU字カーブで認知症リスクが高まることも明らかに。

では、毎日7時間しっかり寝ていれば認知症のリスクは軽減できるのでしょうか？

じつはもう一つ、**「寝る時間帯」**も脳の認知機能に大きな影響を与えます。睡眠時間の長さとはまた別の要因として、遅い時間に寝る人は、認知症のリスクが高まるのです。

たとえば、国立長寿医療研究センターの

研究では、75歳以上の人でみると、23時以降に寝る人は、21～23時の間に寝る人にくらべて、認知症になる確率が約2倍も高かったといいます。これは、人間のもつ体内時計や生体リズムが、夜更かしをすることで乱れてしまうことが原因ではないかと考えられています。

認知症予防や**認知症グレーゾーンからUターンするために、早寝早起き生活を心がけることがいかに大切か**、よくおわかりになるのではないでしょうか。

理想の睡眠へ誘う5つの心がけ

そうはいっても、年をとると寝つきが悪くなったり、いったん眠りに就いても3時間くらいで目が覚めてしまったり、ということが増えてきますよね。

まだ40代、50代の若い世代であれば、夜おそくまで仕事に追われていたり、お酒を飲み歩いていたりということも少なくありません。

7時間睡眠と早寝早起きを実行するには、次のことを心がけるといいでしょう。

○食事や飲酒は、就寝の3時間前に済ませる
○入浴して1～2時間後に布団に入ると、体温が下がり始めて寝つきやすい
○自分に合った寝具を探す。とくに、枕の高さは眠りに深く影響する
○スマートフォンやパソコンから出るブルーライトは、睡眠を促すメラトニンホルモンの分泌を抑えるので、就寝の1時間前には使用をやめ、寝室に持ち込まない
○できるかぎり22時までに布団に入る

以上の5つに加え、日中に軽く仮眠をとるのも、認知症対策に有効です。昼寝がよいことはご存じの方も多いと思いますが、毎日30分以内の昼寝をしている人は、認知症になるリスクが5分の1に減ることが、私たちの研究で確認できています。ただし、30分以上寝てしまったり、15時以降に仮眠をとったりすると、夜の睡眠に影響して逆効果になるので要注意。

「いい昼寝」と「悪い昼寝」

日中、眠気に襲われる人は、睡眠時無呼吸症候群かも

昼寝は脳によい影響を与える一方で、危険な昼寝もあります。

意識的に行う昼寝とは別に、「夜の睡眠時間は十分とれているのに、日中、眠気に襲われることが多くて、仕事の会議中でも居眠りしてしまう」というような人は、睡眠時無呼吸症候群が疑われます。

Sさん（62歳・男性）もそうでした。

幼い頃に健康優良児として表彰されたこともあり、自分の健康には自信をもっていましたが、60歳を超えた頃から、「なんとなく体がだるい」「夜中に何度も目覚めてしまう」といった症状が出ていました。

ところが、健康診断では問題なかったことから、そのまま放置していたところ、あるとき奥さんから「毎晩いびきがひどい」「寝ている途中で呼吸が止まっている」と言われて驚いたそうです。

奥さんはとても控えめな方で、よほどのことでないかぎり、Sさんに対して何かを言うことはありません。これはよほどの問題なのだと危機感を抱き、睡眠外来を受診したといいます。その結果、睡眠時無呼吸症候群と診断されました。

睡眠時無呼吸症候群という病名を聞いて、「ひょっとしたら自分も」と感じている人も多いのではないでしょうか。一方で、具体的な症状やリスクについては、詳しくご存じないかもしれません。

睡眠時無呼吸症候群とは、寝ているときに何度も呼吸が止まり、体が低酸素状態になる病気です。空気の通り道（上気道）が狭くなる「閉塞型」と、呼吸を調整する脳の働きが低下して起こる「中枢型」の2つのタイプがありますが、全体の9割以上を占めるのが閉塞型です。

閉塞型の場合、上気道が狭くなる原因としては、肥満による脂肪の沈着のほかに、飲酒や睡眠剤の内服などによってのどの緊張がゆるみ、舌の付け根、あるいは口蓋垂《こうがいすい》（のどちんこ）などが下に落ち込んで、上気道をふさいでしまう場合もあります。

一時的な無呼吸状態とはいえ、毎晩繰り返されて、それが何年も続くと、真綿で首を絞めるように脳がじわじわとダメージを受け、認知症の重大な原因となります。

しかも、前記した日中の眠気や、夜寝ているときに息苦しさで目覚めるケースもありますが、自分で気づくのはなかなか難しいからやっかいなのです。

［気づけるのは家族だけ！］

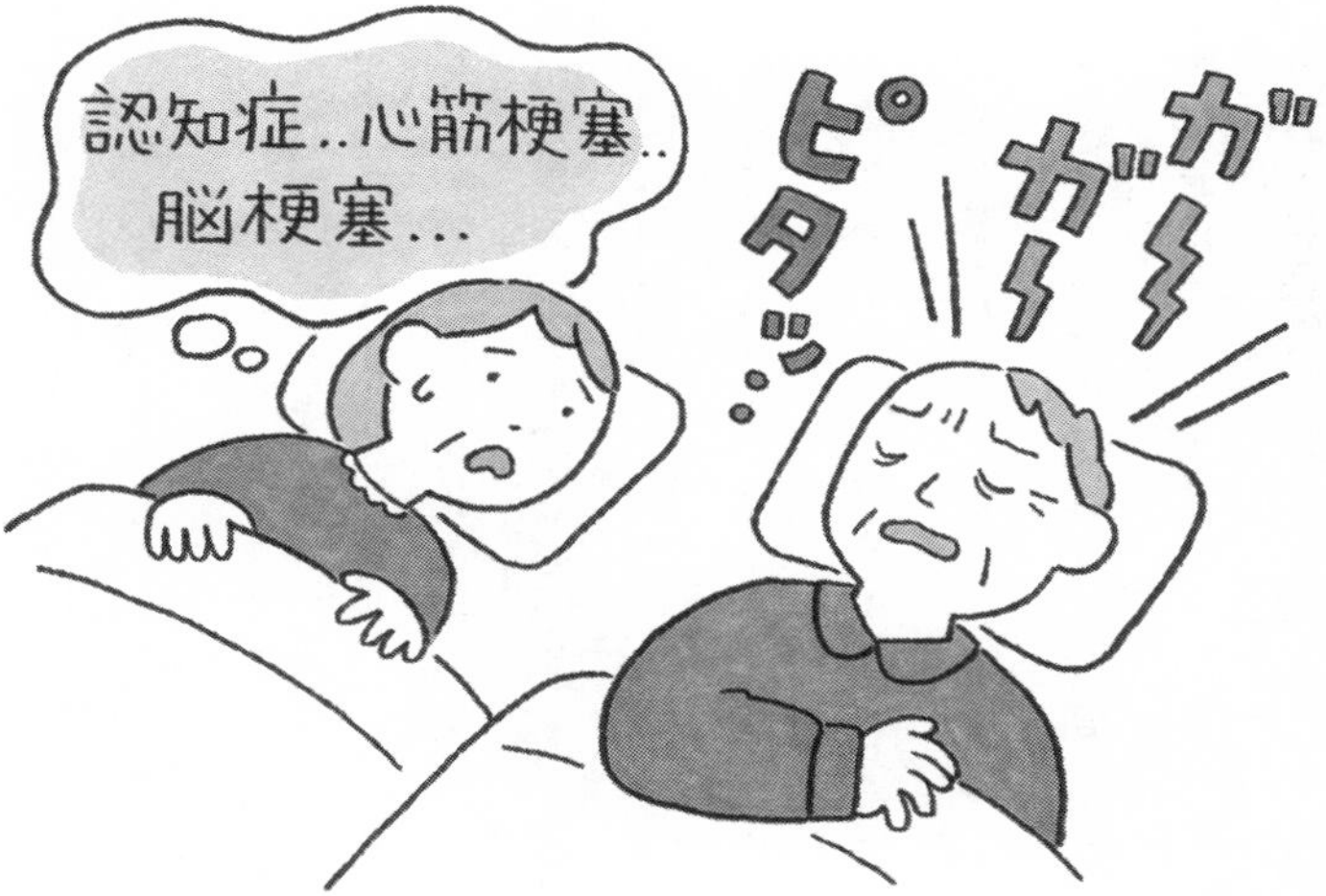

睡眠時無呼吸症候群は、認知症だけでなく、心筋梗塞や脳梗塞などの重大な引き金になるほか、突然死するリスクもある恐ろしい病気です。

Sさんのように、同居している家族から、いびきや睡眠中の呼吸について何らかの異変を指摘された場合は、すぐに睡眠外来を受診しましょう。

また、就寝直前のアルコールは筋肉を弛緩させ、口蓋垂が下がることで症状を悪化させます。やはり夜のお酒は、就寝の3時間前までに済ませることです。

男女で異なる「脳にいい生活」の秘訣

生活習慣の改善の取り組み方には、男性と女性とでは明らかに違いのあることを、私は長年の経験で感じています。どちらがよくて、どちらが悪いという話ではなく、男性には男性の、女性には女性に適した動機づけがあるということです。

まず女性は、自分自身の体感を重視し、「とにかくやってみよう」と考える人が多い印象があります。ですから、女性の場合は、自分で興味をもったものをまず体験してみて、「楽しい」と感じたものを実践することが長く続ける秘訣といえます。

加えて、一緒に実践する仲間がいると、より習慣化するうえで効果的なところも、女性の特徴といえます。

一方で男性の場合は、頭（理屈）で納得しないとなかなか行動に移しません。

たとえば、筋トレをすすめるとき、「近所のジムへ通って、自分の好きなトレーニング法で楽しんでください」と伝えても、たいていの男性は実践しないか、途中でやめてしまいます。

男性に習慣化してもらうには、「なぜ筋肉を鍛えることが、認知症の予防に役立つのか」「具体的にどのような筋トレが、より脳の刺激になるのか」「筋トレを行っているとき、脳にどのようなよい影響があるのか」などを細かく伝える必要があり、理にかなっていると本人が納得すれば、猛烈にがんばるケースが多く見られます。

男性は一般的に、「どのようなしくみで効果があるのか」という理論の明確なものに対して興味をもつ特性があります。生活習慣に対しても同様で、理論立てのあるものには興味をもち、長く取り組む傾向があります。

「これよさそう」と感じればフットワーク軽く取り組む女性に対して、なかなか腰を上げない男性。この本では、男性の方に本腰を入れて取り組んでほしいと考え、できるだけ「なぜそうなのか」という説明を入れるようにしました。

第6章

認知症の引き金となる「7つの因子」

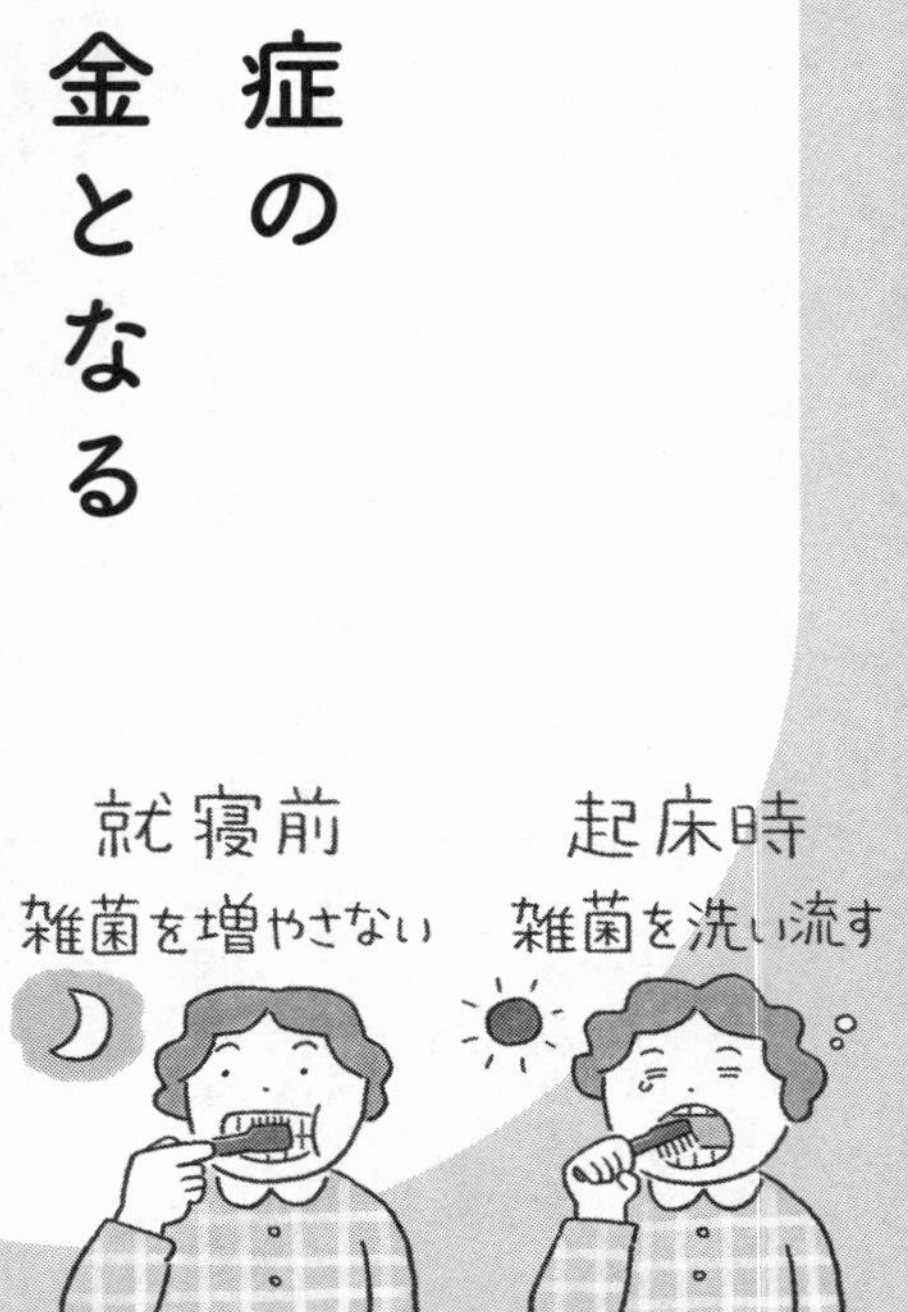
就寝前
雑菌を増やさない
起床時
雑菌を洗い流す

あなたは、認知症の最大のリスクは何か知っていますか？

それは「難聴」。

耳から脳へ入る刺激の減少により、脳が萎縮する可能性が指摘されています。

ほかにも、視力の低下や歯周病、高血圧、糖尿病、うつ病など、認知症の引き金になる危険因子は老化とともに増えていきます。

この章のテーマは、私の考える、認知機能を低下させる「7つの因子」について。

「年だからしかたない」と放っておくと、Uターンはおろか、本格的な認知症の世界に足を踏み入れることになりかねません！

認知症グレーゾーンを悪化させる7大因子とその改善法

趣味をもつこと、人との交流、運動、食生活、睡眠……。

認知機能の衰えを食い止め、認知症グレーゾーンからUターンするには、前章まででお話ししてきたような方法を試すことがカギになります。認知症は生活習慣病の一つですから、日々の生活を見直すことが最重要であることは間違いありません。

一方で、**より直接的に認知症や認知症グレーゾーンの引き金になってしまうもの**があります。

それは、加齢による「老化現象」です。

前のページに書いたとおり、認知症の最大のリスクは**「難聴」**です。

その理由は後ほどお話ししますが、ほかにも、「視力低下」「歯周病」「高血圧」など、加齢とともに増えていく健康のトラブルと認知症は無関係ではありません。

これらの老化現象も含めた、私の考える、**認知機能を低下させる「7大因子」**は、次のとおりです。

①難聴
②老眼、白内障
③歯周病
④喫煙
⑤生活習慣病
⑥うつ病
⑦孤立（孤独）

この章では、**認知症グレーゾーンの発症と進行を促すこれら「7大因子」**を取り上げ、気づきポイントや改善策をお話ししていきます。

また、こうした加齢による症状は、本人が気づきにくいことが少なくありません。**ご家族の気づきポイントや、サポートするうえでの注意点などについても、実際にあったエピソードをあげながら具体的に紹介**していきたいと思います。

1 認知症の7大因子① 難聴

中年以降の難聴は、認知症リスクを2倍も高める

認知症の原因として、世界的権威のある医学雑誌『ランセット』に掲載された報告書では、難聴こそが最大のリスクの一つであるとされています。

中年期を過ぎてから難聴になり、適切な対応をしなかった人は、そうでない人にくらべて、2倍近くも認知症になりやすいことがわかっているのです。

難聴になると、**耳から脳へ伝わる刺激が減り、脳の萎縮につながる可能性がある**と考えられています。また、**人とのコミュニケーションがとりにくくなり、孤独やうつといった別の認知症リスクの引き金にもなります。**

それほどのリスクであるにもかかわらず、老化による難聴は少しずつ進みますから、本人は気づいていない場合が少なくありません。

同居している場合は、家族でも気づきにくいことがあります。

テレビの音量が異常に大きくなった、何度も「え?」と聞き返されることが増えた、といった異変を感じたら、早めに耳鼻咽喉科で調べてもらいましょう。

補聴器は認知症リスクを下げるけれど……

難聴と診断されると、補聴器をすすめられます。

聞こえをよくして認知症リスクを下げるにはそれがベストですが、補聴器は慣れるまでにどうしても耳に異物感があり、異音が気になる人もいます。

とくに認知症グレーゾーンや認知症の患者さんは、ストレスを感じて勝手に外してしまうケースが少なくありません。また、汗をかいたり、体を動かしたりしたときに補聴器が外れ、紛失してしまうこともよくあります。

補聴器がうまくフィットしていれば、そのまま使用するのが最善ですが、違和感を感じて使わないようであれば、本末転倒です。

そんな方には、私は**小型の拡声器**をおすすめしています。

補聴器より、小型拡声器がベター

私は数年前から、難聴の患者さんを診療する際は、マイクとスピーカーが搭載された小型の拡声器を使うようにしました。この小型拡声器は、懐中電灯のような大きさと形をしていて、片側のマイクで話をすると、反対側のスピーカーから拡張した声が出力されるしくみになっています。

これを使うと、私の印象では1・5〜2倍聞こえがよくなります。

外出時は難しいかもしれませんが、家の中で過ごすときは、ご家族に小型拡声器を使ってもらうのも、ストレスなく過ごすための手です。

難聴の方を怒らせた私の失敗談

じつは、私が小型拡声器をすすめる背景には、毎日の診療での失敗体験があります。

以前は、難聴の高齢の患者さんを診療するとき、耳元に顔を寄せて大声で話しかけていました。ところが、患者さんの多くは不機嫌になり、なかには怒り出す方もいらっしゃったのです。

人は大声を耳にすると、感情をコントロールしている脳の扁桃体が反応し、怒鳴られているような気になります。難聴でない人でも、急に大声で話しかけられると、驚

［すぐに使える小型拡声器］

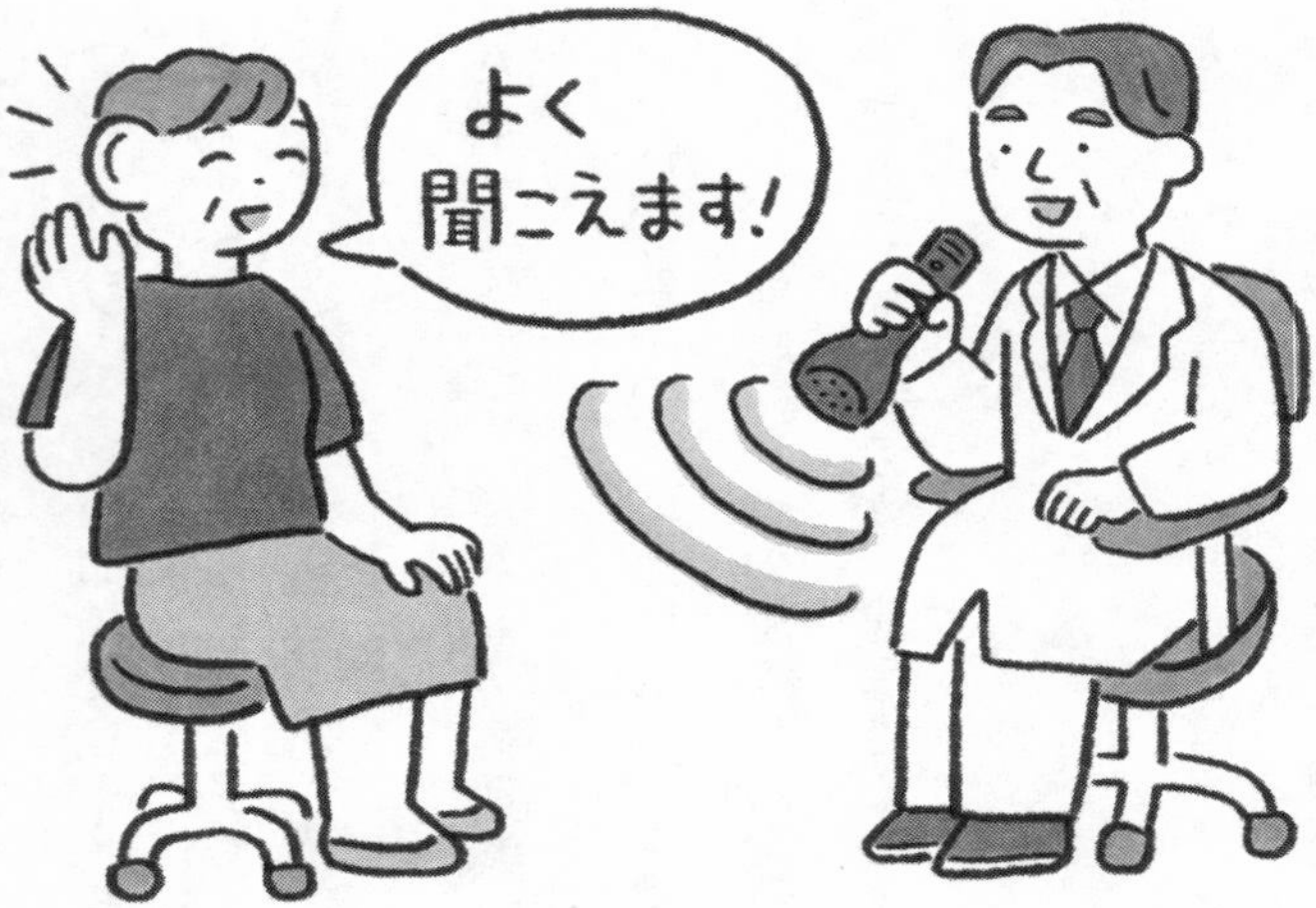

いたり、「うるさいなあ」と不快に感じたりしますよね？　それと同じ理由です。

その反省から拡声器を使い始めたところ、これが大正解！

「ああ、よく聞こえますよ、先生」と言って、みなさん笑顔で答えてくださいます。

補聴器が使えなくてコミュニケーションがとれないと困っているご家族には、いつも小型拡声器をおすすめしています。

補聴器よりも手頃な値段で購入できるところも、小型拡声器の利点です。

2

認知症の7大因子②　老眼、白内障

中年期以降の視力低下は、認知症リスクが倍増する

私たちは、熱いものにふれたとき、すぐに手を離して火傷を回避しますよね。食品のにおいをかぐだけで、腐っているかどうかを判別することもできます。当たり前のようですが、これらは触覚や嗅覚が脳と密接に連携している証拠です。

このように、私たちは五感（聴覚・視覚・嗅覚・味覚・触覚）を通じて絶えず脳に情報を送っています。それをもとに脳は指令を出し、体や心の動きをコントロールしています。しかし、加齢によって五感の働きが衰えてくると、脳に送られる情報も少なくなっていきます。つまり、**年をとると脳の働きが衰える背景には、五感の感覚が鈍って**

［脳に入る情報の8割は目から！］

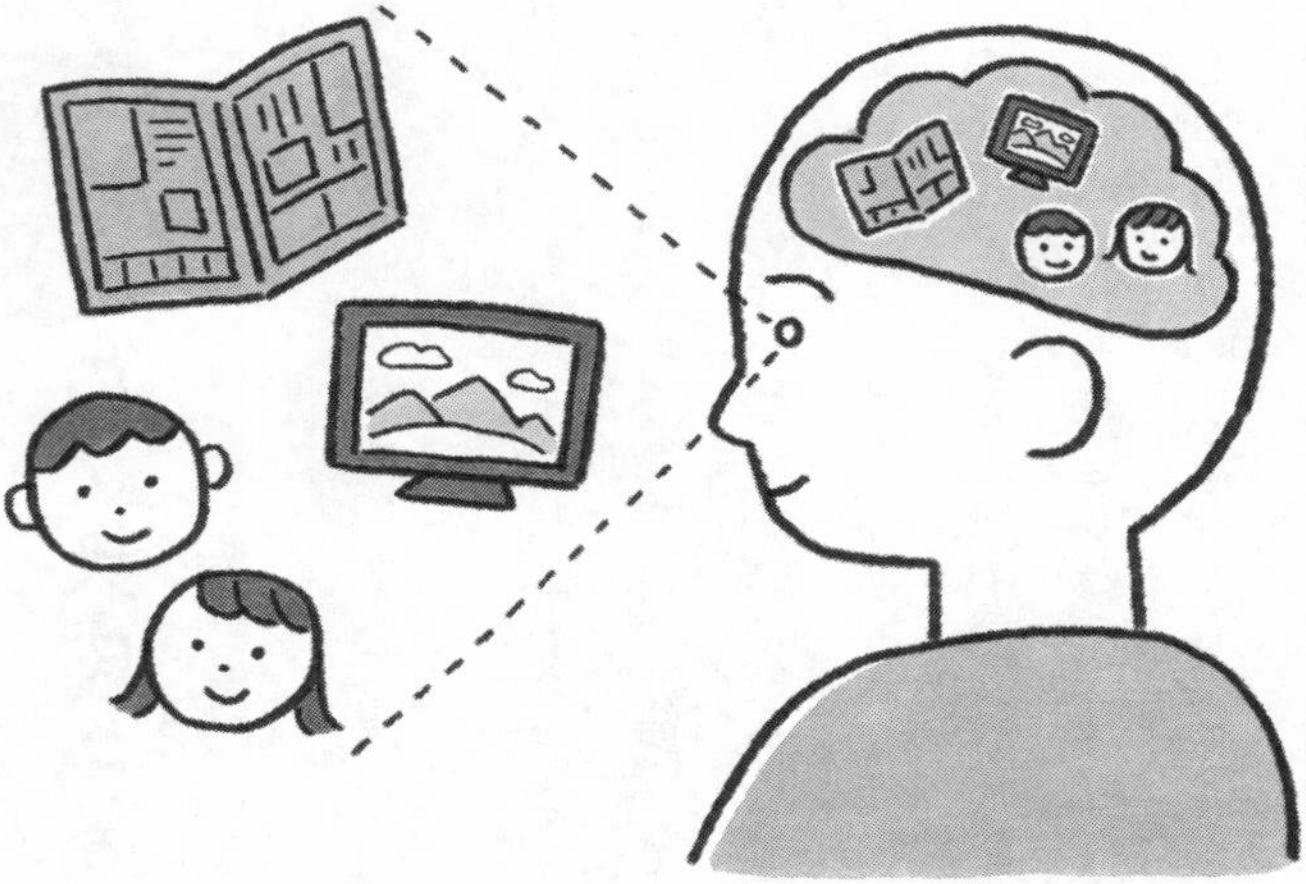

くることも大きく関係しているのです。

とくに、視覚の衰えの影響は甚大です。

視覚は、五感のなかでも最大の情報源であり、脳に届く情報のうち、8割は視覚から得られるからです。

若い人なら、近視で視力が低下しても、メガネをかけたり、コンタクトレンズを入れたりと対策を講じますよね。

それにより、近視による脳の衰えは回避できます。

一方、加齢とともに進む老眼に対して

は、本人は無頓着になっているケースが少なくありません。中年期以降に視力の低下を放置していると、認知症のリスクが2倍になることが、奈良県立医科大学の研究報告で明らかにされています。

視覚を通じて脳へ送られる情報が大幅に減少し、脳の働きが低下することが影響しているると考えられているのです。

新聞やテレビに関心がなくなったら要注意

Yさん（105歳・女性）は、1年ほど前に足首を骨折してから寝たきりになりました。それでも、100歳を超えているとは思えないほど認知機能や五感はしっかりしていて、メガネなしで新聞を読み、テレビで大好きな相撲や野球を観ることが毎日の楽しみでした。

ところが、105歳の誕生日を迎える少し前から、新聞を手にとることがなくなり、テレビを観ることも少なくなりました。やがて、ボーッとしている時間が増え、

106歳を迎える直前に亡くなってしまったのです。

ご家族によると、新聞やテレビを観なくなってから、認知機能が急速に衰えた印象があるとのことでした。

急激にYさんの認知機能が低下してしまった背景には、視力の問題がある可能性が考えられます。

新聞を読んだり、テレビを観たりといった視覚に関することに関心が薄れたときは、一度視力の検査をしてみることをおすすめします。

それが、グレーゾーンからUターンする第一歩になるかもしれません。

視力の低下は幻視や錯覚の誘因にもなる

高齢で視力が0・1以下だと、幻視や錯覚などを起こすケースも眼科の学術雑誌などで報告されています。これは視覚からの情報が乏しいことで、脳が待ちきれずに誤作動を起こすことが一つの要因ではないかと推測されています。

高齢者の方のなかには、何年も同じメガネを使っている人が少なくありません。自分ではとくに問題を感じていなくても、眼科で調べてみると度数がまったく合っていなかったという場合もよくあります。メガネのレンズが傷だらけで、視界が悪くなっていることも少なくありません。

さらに、高齢になると白内障を発症する人も増えます。

白内障は、目の中でレンズの役割をしている水晶体が白くにごり、視界がかすんで見えづらくなる病気です。少しずつ進行するため、気づかずにいる人も多いのですが、**白内障による視力の低下も認知症のリスク**につながります。

50歳を過ぎたら、体の健康診断だけでなく、視力の検診もまめに行うようにしましょう。ご家族が配慮することも、とても重要です。

3 認知症の7大因子③　歯周病

「歯周病菌」は、〝脳のごみ〟を増やす

歯周病菌は、歯を失う原因になるだけでなく、体内に入り込んでさまざまな病気の原因になることが知られています。糖尿病、動脈硬化、肺炎、脳卒中など、枚挙にいとまがありません。

認知症もその一つです。

歯周病菌は血液を介して全身をめぐり、脳にも到達して、アルツハイマー型認知症の原因物質であるアミロイドβ、通称〝脳のごみ〟を増やして記憶力の低下を招くことが、九州大学などの研究チームによるマウスの実験で明らかにされています。

さらに、令和3年の厚生労働省の発表によれば、55歳以上の人が歯を抜くに至った原因は、各年齢層でいずれも歯周病が半数近くを占め、最多です。歯を失うと、食べ物を十分に噛み砕くことができなくて栄養の吸収が悪くなるほか、**噛むことによる脳への刺激も減り、脳の老化が進行しやすくなります。**

高齢になったとき、残っている歯の本数が少ない人ほど、認知症のリスクが高いこともわかっています。

歯周病チェックポイント

歯周病は、歯周病菌と呼ばれる細菌によって歯ぐき（歯肉）に炎症が起こり、やがて歯を支える骨が溶けてしまう病気です。

歯みがきが不十分で、食べたものの残りかすが歯ぐきにたまったままになっていると、そこに歯周病菌が繁殖して、歯周病を発症しやすくなります。

次のような症状がある人は、歯周病が疑われます。

○朝起きたとき、口の中がねばついている
○「口臭がひどい」とよく言われる
○歯みがきをすると、いつも歯ぐきから出血する
○歯と歯の間にすき間ができたり、歯が長くなったような気がする
○歯ぐきが赤く腫れていたり、触ると痛みがあったりする部位がある
○ぐらついている歯がある

歯周病は「沈黙の病気」ともいわれ、自覚症状がなく進行してしまうことが少なくありません。一つでも該当する人は、歯周病の可能性が濃厚です。歯科医院で診てもらうことをおすすめします。

「起床時」と「就寝前」の歯みがきが欠かせない理由

認知症を防ぐうえでは、歯周病を予防することがとても大切です。

［歯みがきは最低限この2回］

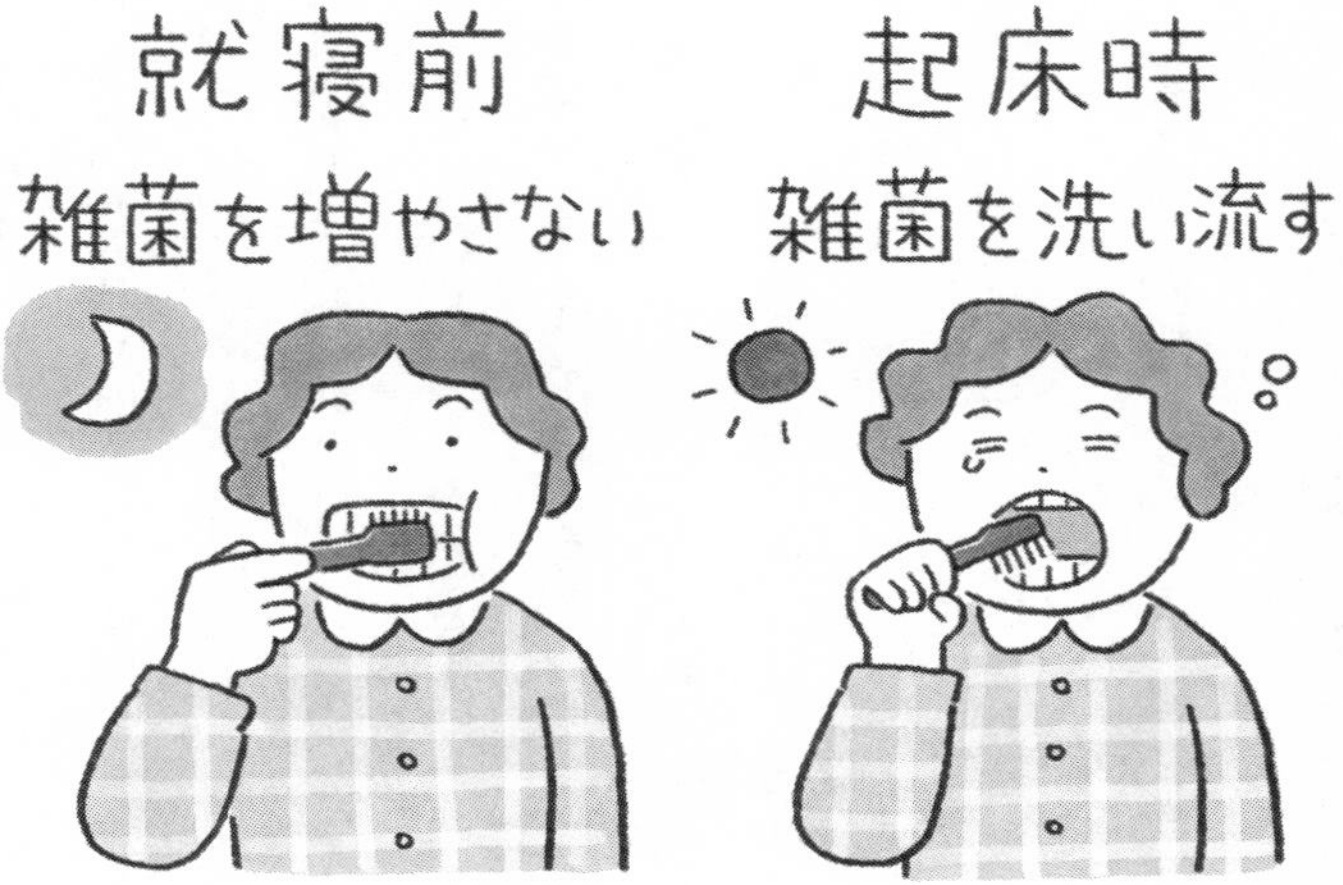
就寝前
雑菌を増やさない
起床時
雑菌を洗い流す

50歳以上の人の多くは歯周病にかかっているといわれますが、すでに歯周病になっていても、今から口腔ケアに励むことで、失う歯の本数を減らすことはできます。

口腔ケアの基本は、もちろん「歯みがき」。

日本人の歯みがき回数は、1日に2回という人が最も多いそうですね。

しかし、**できれば朝昼晩の食事のあとに加え、起床時と就寝前の1日5回の歯みがき**を強くおすすめします。**とくに、起床時と就寝前は非常に大切。**

まず起床時。就寝中は唾液の分泌量が減り、口の中が乾燥しやすくなります。唾液の口の中を洗い流す自浄作用や、雑菌を減らす抗菌作用が薄れるため、眠っている間は、1日のなかで最も口の中の細菌が繁殖しやすくなります。**そのまま食事をすると、増えた細菌も一緒に飲み込んでしまう**ため、起床時の歯みがきは欠かせません。

また、就寝前の歯みがきには、口の中をきれいにすることで、就寝中に口の中で雑菌が増えることを防ぐ効果があります。

とはいえ、生活スタイルによっては、「1日に5回の歯みがきは無理！」という方もいるでしょう。その場合は、**最低でも起床時と就寝前の2回**、時間をかけて丁寧にみがいてください。かつ、**毎食後は水でしっかりとうがい**をし、口の中の食べかすやよごれを落とすことが欠かせません。

口腔ケアのポイントは「歯ぐきみがき」

歯みがきは、次のような手順でしっかり行いましょう。

①うがい

歯みがきをする前にうがいをして、口の中の雑菌や食べかすを洗い流します。

②歯みがき

歯周病対策としての歯みがきは、歯周病菌の温床となる歯ぐきをしっかりみがく「歯ぐきみがき」がポイントです。力を入れ過ぎると、歯ぐきを後退させる要因となるので、やわらかいタッチで時間をかけてみがきましょう。歯間ブラシ（フロス）を併用すると、より効果的です。アメリカでは、90年代の歯周病予防キャンペーンで「FLOSS OR DIE（フロスか死か）」というキャッチコピーが注目されました。

③舌みがき

口腔ケアをしっかりしていないと、舌の表面にも「舌苔《ぜったい》」と呼ばれる苔《こけ》状のものが出現します。舌苔は細菌のかたまりなので、歯みがきをしたあと、舌みがきもしておけば万全です。ただし、歯ブラシで舌をごしごしすると、舌の表面の粘膜を痛めてしまいます。ですから、舌専用のブラシを使用します。

日常的な口腔ケアは、以上の①〜③で対応し、あとは定期的に歯科医院へ行ってチェック&メンテナンスをしてもらえば鬼に金棒です。

認知症グレーゾーンの人は、歯みがきをすることを「めんどうくさい」と言ってやめてしまったりするので、ご家族のサポートも欠かせません。

4 認知症の7大因子④ 喫煙

何歳からタバコをやめても手遅れではない

タバコは、認知症のリスクを高める要因です。

［中年期以降でも、禁煙で認知症発症リスクは下がる］

喫煙レベルの推移と認知症発症の相対危険度

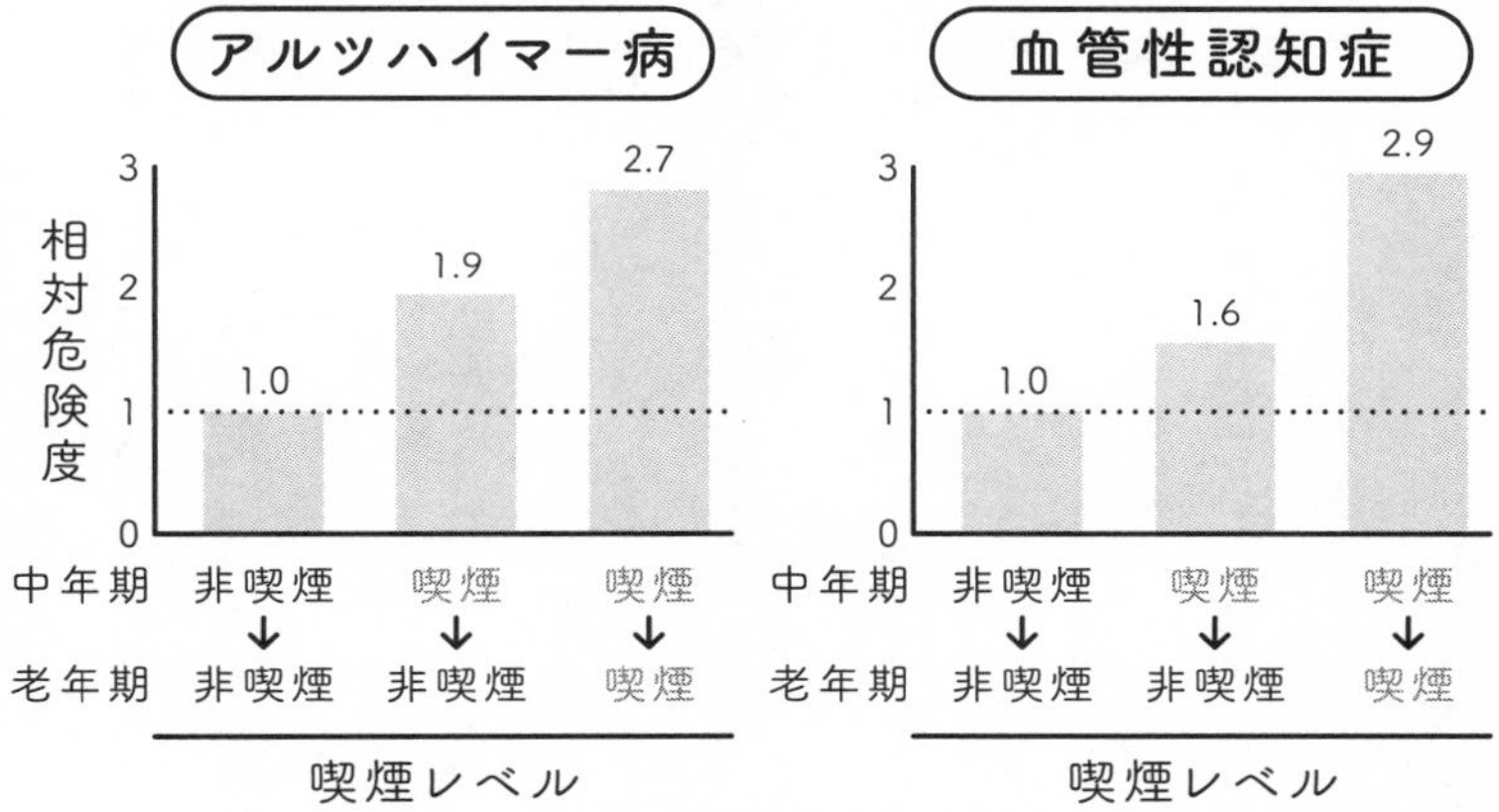

（出典）「わが国における高齢者認知症の実態と対策：久山町研究」（九州大学大学院医学研究院）より改変

「若い頃からタバコを吸ってきたから、どうせ手遅れ。最後まで吸わせてください」

そんな声を何度耳にしたことか。

しかし、上の図を見てください。

九州大学大学院の研究では、タバコを吸っている期間が長いほどアルツハイマー型、および血管性の認知症のリスクが高まることが報告されています。

中年期までタバコを吸っていても、老年期までにタバコをやめると、老年期もずっとタバコを吸っている人より認知症のリスクが大幅に減ることがわかりますよね。

手遅れなんてことはありません。

すでに老年期に入っている人でも、今日からタバコをやめれば、ずっと吸い続けているより、よい結果につながる可能性は十分にあります。

また、喫煙者は喫煙しない人にくらべて、歯周病にかかる率が3倍も高いともいわれています。まさに百害あって一利なし。健康な人であっても、禁煙が大原則です。

電子タバコもおすすめできない

認知症グレーゾーンや認知症の患者さんに禁煙をすすめると、「電子タバコなら大丈夫ですか?」という質問が、必ずといっていいほど返ってきます。

喫煙の有害性は、ニコチンとタールが元凶とされています。

日本で市販されている電子タバコには、ニコチンとタールが含まれていないため、タバコよりも電子タバコを吸ったほうがまだまし、と思うかもしれませんね。

ですが、電子タバコの安全性が確立されているわけではないので、「私はおすすめしません」とお答えしています。電子タバコを吸っている間は、タバコへの依存が残っており、再びタバコを吸い始める可能性が高いからです。個人的には電子タバコを含めて、タバコを吸う習慣をやめることがベストと考えています。

そもそも「電子タバコなら大丈夫？」といった思考が、タバコへの依存にほかなりません。「タバコはやめる！」と覚悟を決めて禁煙外来を受診することが、Ｕターンするための大事な要素となります。

自分の意思でやめる「きっかけ」のつくり方

そうはいっても……

「やめたほうがいいことはわかっている」

それが、ほとんどの喫煙者の実感でしょう。

長年タバコを吸い続けてきた人に対し、周囲の人間がいくら「認知症のリスクが高まる」と言って禁煙をすすめても、すぐに納得してやめることは、ごくまれです。
本人もわかっているからこそ、人から言われると逆に意地になって「絶対にやめるもんか」となりがちなのです。

禁煙につなげるには、本人が自分の意思で「やめよう」と思うきっかけをつくってあげることが望まれます。

たとえば、お孫さんがいらっしゃるご家庭であれば、「おじいちゃんのタバコの煙、孫の○○ちゃんの健康によくないんじゃない？」と伝えると、少なくともお孫さんの前でタバコを吸うのを控えるようになるでしょう。加えて、お孫さんから直接「タバコくさいおじいちゃんはキライ」と言われたら、おじいちゃんの心は大きく揺れ動きます。

そうしたタイミングで禁煙外来の受診をすすめると、意外にすんなりとうまくいく場合があります。

5

認知症の7大因子⑤　生活習慣病

糖尿病は認知症リスクを1・5倍も高める

これまでお話ししてきたように、認知症は生活習慣病の一つ。ですから、何らかの生活習慣病を抱えている人は、認知症の発症リスクも高くなります。

生活習慣病としては、糖尿病と高血圧がよく知られていますよね。

実際、**65歳以上の人では、糖尿病の人はそうでない人にくらべて、1・5倍も認知症が起こりやすい**と、『ランセット』掲載の報告書（208ページ参照）にあります。

糖尿病は、血液中の糖の濃度（血糖値）が高くなる病気です。

健康であれば、食事をして血糖値が上昇すると、すい臓からインスリンというホルモンが分泌されて、糖をエネルギーに変えてくれます。しかし、インスリンの分泌が減ったり、働きが弱くなったりした結果、糖尿病になると、血液中に糖がどんどんたまってしまいます。当然、血糖値は高いままです。

そうした状態が長く続くと、血管が傷つけられ、動脈硬化が進み、脳血管性認知症の引き金となる脳血管障害が起こりやすくなるのです。

さらに恐ろしいことに、**糖尿病は、アルツハイマー型認知症のリスクまで高める**ことになります。

その原因は、「インスリン抵抗性」です。

インスリン抵抗性とは、インスリンが分泌されているけれど正常に働かない状態、つまりインスリンの「効きが悪い」状態のことを指し、糖尿病の主な原因の一つとされています。

インスリンが働けば、エネルギー源である糖が細胞に正常に届けられます。しかし、これがうまくいかなくなると、すい臓は「質より量だ!」とばかりに、さらにインスリンを分泌します。結果、血液中にはインスリンがいっぱいに。

そこで登場するのが、「インスリン分解酵素」です。

通常、インスリンはインスリン分解酵素によって分解されますが、じつは、この酵素はアルツハイマー病の元凶であるアミロイドβ(192ページ参照)の分解も行っています。しかし、**インスリンの血中濃度が高まると、インスリン分解酵素は、インスリンの分解で手いっぱい。**

アミロイドβの分解までは追いつきません。

実際、インスリン抵抗性は、アミロイドβが固まった脳内の「老人斑」の量と相関します。このように糖尿病とアルツハイマー型認知症の関係は説明できるのです。

高血圧は認知症リスクを1・6倍も高める

「人は血管とともに老いる」

この名言を残したのは、アメリカの医学博士ウィリアム・オスラーですが、まさにそのとおり。一般的に、高齢になるほど血圧が上がりやすいのは、年齢とともに血管が弾力性を失っていくからです。血管がかたくなると血流が悪くなり、血管にかかる圧力が高くなってしまうのです。

だからといって、「血圧が高いのはしかたない」とあきらめてはいけません。

老化した血管に圧力がかかった状態が続くと、脳血管障害による血管性認知症の重大な誘因になります。

九州大学大学院が65歳から79歳の人を対象に行った15年にわたる追跡調査では、**血圧の高い人ほど血管性認知症の発症率が高い**ことが明らかにされています。また、**中**

［おやつと砂糖の量］

	砂糖の量（小さじ）
カスタードプリン 1個（100g）	約 4杯分
ミルクチョコレート 1枚（50g）	約 7杯分
カップアイスクリーム 1個（120g）	約 9杯分
ショートケーキ 1カット（120g）	約10杯分
どら焼き 1個（70g）	約10杯分

「日本食品標準成分表（八訂）増補2023年」より作成

年期（45〜65歳）に高血圧の人は、そうでない人にくらべて1・6倍も認知症のリスクが高いことが『ランセット』掲載の報告書（208ページ参照）で示されています。

糖尿病は糖分を、高血圧は塩分を控える

糖尿病や高血圧の改善には、糖尿病の人は糖分のとり過ぎ、高血圧の人は塩分のとり過ぎに注意する必要があります。

WHO（世界保健機関）が2015年に発表したガイドラインでは、肥満や虫歯を予防するためには、1日の砂糖の摂取量を総エネルギー量の5％未満に抑えることを推

奨しています。これは砂糖25グラム（小さじ約8杯分）に相当します。

一方、塩分の1日の摂取量（成人）については、日本では男性7・5グラム未満、女性では6・5グラム未満、高血圧の人は6グラム未満が目安とされています。WHO（世界保健機関）の推奨値はさらに厳しく、すべての成人の塩分摂取量の目標値を5グラムとしています。

生活習慣の改善は「1粒で4つも5つもおいしい」

甘いものを減らすのも我慢が必要ですが、それ以上に大変なのが減塩です。日本食はもともと塩味の利いたものが多いうえ、加工食品や出来合いの総菜は、濃い味つけのものが大半。外食も、塩分制限が必要な人には避けてほしいものが少なくありません。好き放題の食生活を送っていたら、認知症へまっしぐら。

毎日の食事は、自炊を基本にしましょう。

最初は減塩食を「味気ない」と感じるかもしれませんが、スパイスや香味野菜など

［加工食品と食塩の量］

	可食部100gあたり食塩相当量
即席カップめん	7.1g
梅干し	18.2g
からしめんたいこ	5.6g
たくあん漬	2.5g
焼き豚	2.4g

「日本食品標準成分表（八訂）増補2023年」より作成

を上手に使ったり、酢で酸味を効かせたりといった工夫をするのも楽しいものです。

そうやって楽しみを見つけながら、**薄味の料理に徐々に慣れていくことが、脳へのダメージを減らし、認知症グレーゾーンからUターンするためにも欠かせません。**

また、コロナ禍になってから、「孤食」の害が強調されます。ご家族のいる方は、**みんなで一緒に食べることも、大きな栄養素**だともいえますね。

認知症対策に役立つ食事は、生活習慣

病全般に有効な食生活なので、**「1粒で4つも5つもおいしい」**と、私はよく患者さんやご家族にお伝えしています。

減塩しょうゆや減塩だしなどの調味料は昔からありますし、最近ではインスタント食品でも「減塩」を売りにしたものもあります。減塩食の宅配サービスも増えています。通常の商品やサービスよりも多少値は張りますが、健康には代えられません。

そうはいっても、出来合いの総菜や外食で済ます日もあるとは思いますが、そんなときでも、できるだけ偏りのない食事のバランスを心がけてください。

6 認知症の7大因子⑥ うつ病

老年期うつ病が認知症の引き金になることも

認知症だと思って診断を受けたら、うつ病だった。

そんなケースは珍しくありません。

65歳以上の人がかかるうつ病は「老年期うつ病」と呼ばれますが、じつは認知症と密接に関わっています。

うつ病でない人が認知症を発症するのにくらべて、うつ病から認知症に移行するリスクは、2倍ともいわれています。うつ病は認知症の引き金になり、認知症の初期症状がうつであることもよくあるのです。

認知症グレーゾーンの人は、記憶障害より先に「めんどうくさい」が始まります。これはセロトニンやドーパミン、オキシトシンなどの脳内ホルモンが減少したり、働きが悪くなったりすることで起こりますが、**うつ病が発症するしくみもじつは同じ。**

ですから、老年期うつ病と認知症グレーゾーンを見分けることは、本人はもとより、ご家族にとっても困難なのです。

専門医はこう見ている、うつ病と認知症を見分けるポイント

とはいえ、私たち専門医が細かく見ていけば、老年期うつ病と認知症にはいろいろな違いがあります。

たとえば、うつ病の人は、何か気がかりなことがあると、それに気をとられてもの忘れをすることがしばしばあります。このとき、うつ病の人はそれを気に病み、周囲に「自分は認知症ではないか」といった不安を訴えます。

一方、認知症の人は、もの忘れをした記憶も失われてしまうので、あまり気に病まない傾向があります。また、もの忘れ外来を受診したとき、うつ病の人は言葉数が少なく、自分を責めるようなことを口にするのに対し、認知症や認知症グレーゾーンの人は、その場を取りつくろうようにハキハキした受け答えをするのが特徴です。

認知症か、うつ病か、最初の診断を間違えると一大事

症状こそ似ていても、**うつ病と認知症では、治療法が異なります。**最初の診断が間違っていると、病状を悪化させてしまうことになります。

ですので、「あれ？　最近ちょっともの忘れが多いな」とか「何をするのもめんどうくさい」といった症状が見られたら、まずはもの忘れ外来を開設している認知症の専門医を受診することをおすすめします。

認知症の専門医を受診すると、筆記テストなどのほかに、ＭＲＩ（磁気共鳴画像）で脳の画像検査を行います。老年期うつ病の場合は、脳にこれといった変化は見られませんが、認知症の場合は脳の萎縮が認められるため、明確に判別することができます。

7

認知症の7大因子⑦　孤立（孤独）

退職後の男性を孤立させないための「友だち作戦」

これまでお話ししてきたように、認知症の原因はさまざま。

そのなかでも、**最大かつ直接の引き金となるのは「孤独」**だと、私は考えています。

とくに**ご家族の方にお伝えしているのが、退職後の男性を孤立させないこと**です。

仕事をバリバリしていたときは、多くの人とつながっていて「孤独とは無縁」と思えるような人でも、退職したあとに孤独になる人は結構いらっしゃいます。

Tさん（68歳・男性）もその一人でした。

Tさんは、大手企業のナンバー2として長年手腕を発揮していました。そして65歳のときに、「もう自分の役割は十分に果たしたから、若い人に席を譲ろう」と考え、自ら会社を退職。奥さんと一緒に、悠々自適な人生を送ろうと思っていたのです。

ところが、いざ退職してみると、Tさんは日がな一日、何をするでもなく、奥さんがお茶会や習い事に出かけている間、新聞を読み、テレビをボーッと観ながら一人で留守番している毎日。退職して初めて、自分が仕事に夢中になっていた間に、家族はそれぞれ別の世界で人生を楽しんでいたことに気づいたといいます。

Tさんはそれまで、お酒もゴルフも、すべて仕事絡みでした。仕事を引退したあとは、気軽に電話をしたり、会ったりする親しい友人は一人もおらず、自分から昔の仕事仲間に声をかけるのも躊躇《ちゅうちょ》し、結局、奥さんの帰りを待つ日々。

そこで奥さんは機転を利かせました。Tさんが毎年年賀状を送っている大学時代のテニスサークルの仲間に連絡を入れ、「主人は自分からは連絡できないと思うので、誘いの電話を入れてもらえないでしょうか」と頼んだのです。

［妻が仕組んだ友だち作戦］

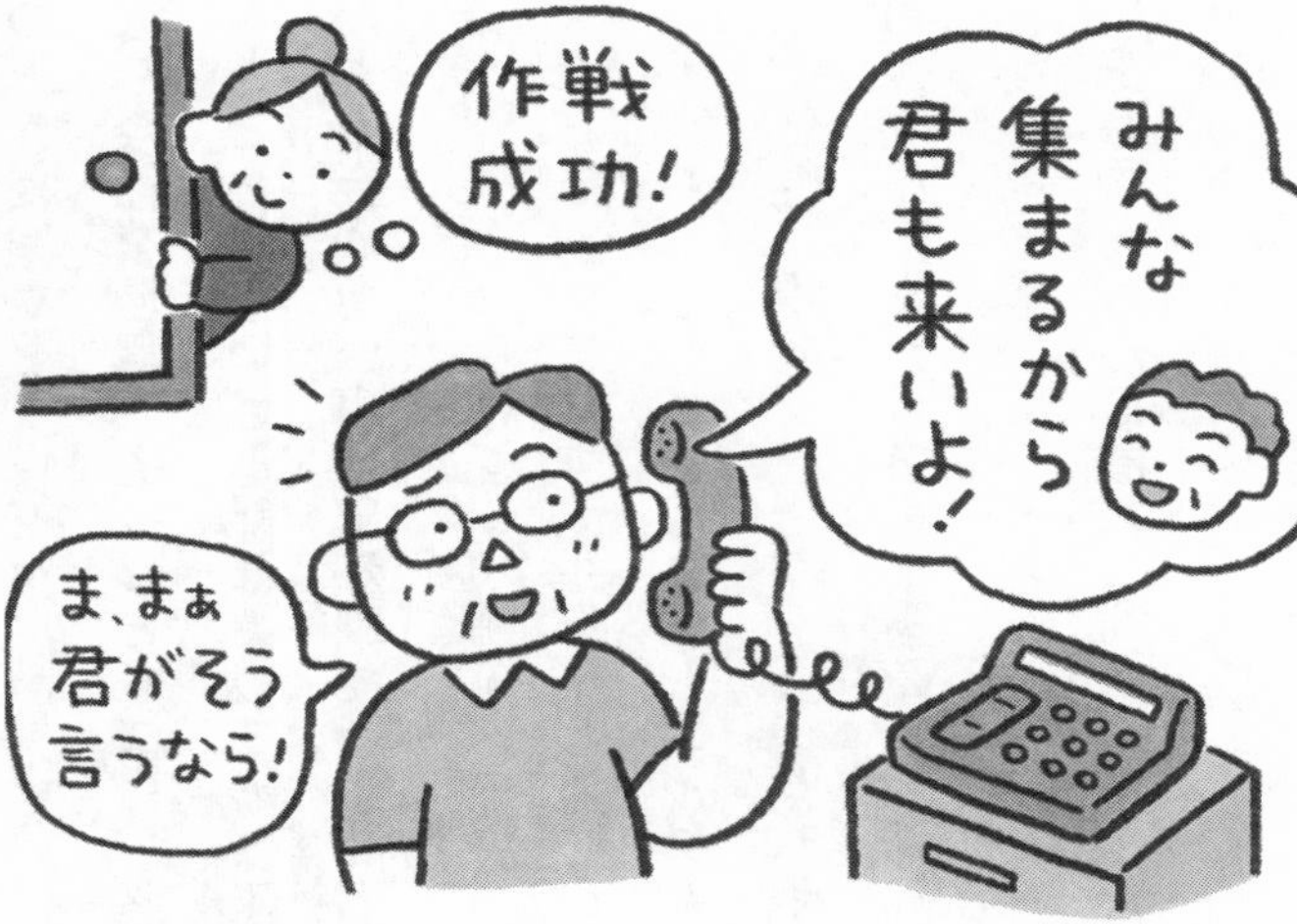
作戦成功！
みんな集まるから君も来いよ！
ま、まぁ君がそう言うなら！

相手もTさんの気持ちを察してくれて、日中一人で留守番しているTさんにさりげなく電話をしてくれました。「久しぶり。定年退職したと聞いたから、みんなで会えたらいいなと思って連絡したんだけど、どう？」と聞くと、Tさんは「まあ、君がそう言うなら……」という物言いをしながらも、うれしそうに承諾したそうです。

情けは夫のためならず

女性は比較的、職場でも地域のなかでも、その場その場でうまく順応していく傾向があります。これに対して男性は、職場や得意先の人と上手にコミュニケーションをとっていても、退職後に孤立するケースが少なくありません。

その根底にあるのが、いわゆる「**男のメンツ**」です。

退職後、地域のサークルや町内の自治会などへ出かけても、現役時代に役職が高かった人やインテリと呼ばれる職業だった人は「オレはちょっと違う人間」という意識が強く、ちやほやされないと満足できないことがあります。そして、たいていはすでにボス的存在の男性がいて、うまく折り合いをつけられず、結果的に煙たがられて孤立してしまいます。決して孤独を望んでいるわけではないのですが、Tさん同様、昔の仕事仲間や友人に自分から連絡をとりたくはない。

男というのは、つくづくめんどうくさい生き物なのです。

そんな男ゴコロを理解して、ご家族が年賀状などを手掛かりに一人でも友だちができるようにサポートをしていただければ、きっとTさんのようにうまくいきます。

「なんで私がそんなことをしなければならないの」と思う奥さんも多いでしょう。

しかし、そこは第3章でお話しした**「利他・互恵」**。**すなわち〝情けは人のためならず〟で、ご主人の孤立を防ぐことができれば、結果的に奥さんもラクになります。**

このケースなら、さしずめ**「情けは夫のためならず」**というところでしょう。

もちろん、自分がご主人と一緒に旅行を楽しんだり、趣味に興じたりしたいなら、それで大いに結構です。しかし、Tさんの奥さんのように、自分が楽しむ世界を別にもっている場合は、ご主人にも別の世界をつくってあげたほうが、自分が自由に生きていくことができる、ということです。

自分以外の人間は「すべて師」と思う

もちろん、**本人が自分で「孤立しない努力」をすることが大切**なのはいうまでもありません。年をとってから新しい人間関係を構築するのは、ある程度のエネルギーを要します。とくに地域のサークルや自治会など、すでにできあがっている組織のなかに入っていくときなどは、ストレスを感じるのも事実でしょう。

それでも、**人と交流するストレスと、交流せずに孤立するデメリットとを比較すれば、断然、人と交流するほうが大きなメリットが得られます。**

認知症や認知症グレーゾーンの予防に役立つのはもとより、人と付き合うなかで学ぶことはたくさんあります。さらにその相手をほめることができたら（133ページ参照）、必ず自分の〝益〟として返ってきます。

歴史小説家の吉川英治が好んだ言葉『我以外皆我師（自分以外のものはすべて私の師である）』のように、どのような人であっても、他者には学ぶところがあります。

「この人は自分にないものをもっている」。

そう考えて人の話に耳を傾け、すごいと思ったときは素直にほめる。

そうした繰り返しが、**人間関係の構築につながり、同時に認知機能のトレーニングにも**なります。

第7章

グレーゾーンからUターンするために、家族ができること

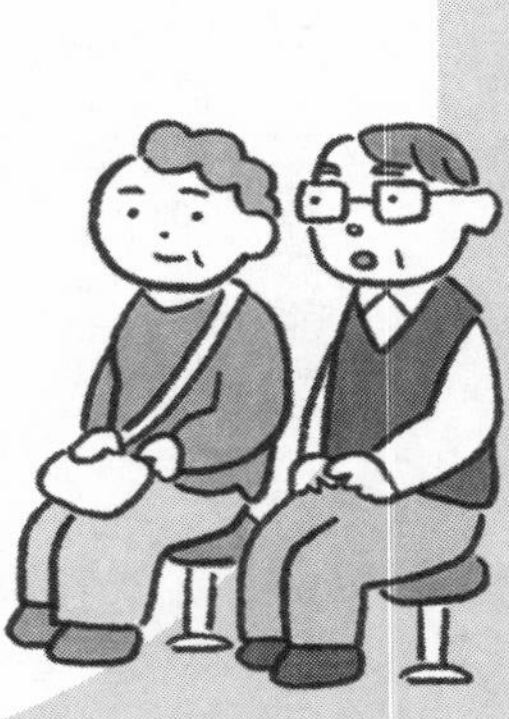

グレーゾーンの方はもちろん、認知症になってからでも、かなり病気が進行しないかぎり、人格は保たれています。

たとえば、つい家族がやってしまう「今日は何月何日？」というようなテスト。

じつはこれ、本人の自尊心を傷つけます。

大切なのは、相手への敬意を忘れないこと。

そして、それと同じくらい大切なのが、ともに暮らすご家族の、心身の健康です。

一人で抱え込まず、適切に息抜きをしましょう、誰かを頼りましょう。

この本の最後にお話ししたいのは、そんな〝家族の在り方〟についてです。

認知症グレーゾーンは「病気だから」と割り切る

グレーゾーンでわかったことは、むしろ希望

認知症グレーゾーンからUターンするためには、ご家族のサポートが大きな役割を果たします。

「言うは易し、行うは難し」と思われるかもしれませんが、「思い立ったが吉日」という言葉もあります。

ともにUターンを目指すために、今日からは、これまでとは接し方を変えていきましょう。

すぐに意識を切り替えるのは簡単なことではない、と思いますか？
もちろん、それはおっしゃるとおりです。不安なのもわかります。

ただ、私がご家族にお伝えしたいのは、すべては、脳の病的な変化によって起こるものだということです。そのことは本人もわかっています。わかっていても自分でコントロールできなくなるのが、この病気なのです。

そこでこの章では、認知症グレーゾーンの人に対し、**「こういう対応をするとUターンの助けになる」**、逆に**「こんな対応は本格的な認知症へと進行させてしまう」**ということについて、具体的にお話ししていきます。

必要以上に恐れることはありません。むしろ、**グレーゾーンの段階でわかったことに希望を見出し**、一つひとつ実践していってください。

その明るい気持ちは必ず本人に伝わり、よい効果を生み出すはずです。

失敗や間違いは「叱るより、ほめたおす」

「なんで」「どうして」は本人を追い詰める言葉

認知症グレーゾーンになると、失敗したり、間違えたりすることが頻繁に起こります。それは**本人も自覚していて、「なぜこんな簡単なことができないんだ」と、内心もどかしく思っています。**

そうしたときに、〝不本意な失敗〟を指摘されると、プライドが傷ついて怒りを抑えられなくなり、爆発してしまいます。

本人からすると、「おまえは何もわかっていない」「昔の自分はこんなではなかった」「自分はすごいことをしてきた人間なんだ」という自負があるわけです。

そんな気持ちを考慮せず、「なんで」「どうして」といった正論を言っても通用しません。周囲が批判的なことばかり言うと、本人は生活習慣の改善に取り組む意志も意欲も失い、認知症へまっしぐらです。

Uターンに導くには、否定したり、**正論をとなえたりするよりも、一歩引いて本人が納得するようにうまく導くほうが得策**です。

このときのキーワードは**「叱るより、ほめたおす」**。

Uさん（49歳・男性）は、昔と変わってしまった父親（76歳）に対し、最初はイラついてばかりいました。しかし、本人が今、まさにグレーゾーンの状態にいることがわかってから、〝ほめたおし〟作戦を試してみることにしたのです。

たとえば、父親がレジの若い店員の対応が気に入らなくて暴言を吐き、帰宅したあとも怒りがおさまらず、「とにかく態度がなってない」と家族に訴えたことがあったそうです。

Uさんからすると、「それは親父がおかしい」と思ったものの、頭から否定するのではなく、「そうだね。年配の人に対してそんな態度をとるのはおかしいよね。その若い人も勉強になったと思うよ。すごいじゃん」と、まずはほめたといいます。

すると、父親はちょっと戸惑いながらも、**気持ちを理解してもらったことで満足したのか、「そうだよな。おまえもそう思うよな」と、怒りがおさまったそうです。**

そのタイミングでUさんは「でもさ、若い人にあんまり強い言葉で言うと怖がってしまうから、もうちょっとやさしい言葉で言ったほうがわかってくれるんじゃないかな」と伝えたところ、父親は何も答えなかったものの、納得した顔でおとなしく自分の部屋へ戻っていったといいます。

ほめたおしは「利他・互恵」の極意

もちろん、そんなことが何度も繰り返されたら、毎回、寛容に対応するのは難しいかもしれません。

そうしたときは、第3章でお話しした「利他」「互恵」を思い出してください。**親御さんが理不尽なことを言いだしたら、一度深呼吸**をして、「これは利他だ」「いずれ互恵につながる」と考え、「自分のために相手をほめるのだ」と思い直すのです。するると、腹立たしさも不思議とおさまっていきます。実際にUさんの父親も、ほめたおし作戦を実行してからは、不安定だった状態が安定するようになったそうです。

少なくとも、ほめたおしていれば、怒りの矛先があなたに向くことはありません。家の中でのもめごとは減り、おだやかな日常を送ることができます。

そして、自分もいずれ年をとったら同じようなことを子どもにするかもしれないと考えると、親の理不尽な言動を自分事としてとらえることができるでしょう。

「作り話（作話）」も、否定せずに耳を傾ける

「困っている人を助けていた」と言い張る迷子のVさん

認知機能が衰えてくると、自分の記憶の欠けているところをごまかしたり、補ったりするために、周囲の人に「作話（さくわ：作り話）」をするようになります。

すぐにウソだとわかる作り話がほとんどですが、**とにかく自分はボケていると思われたくない一心で**、ちゃんとした目的があって行動しているのだと言い張ります。

あるいは、本人に**ウソをついているという意識はなく、記憶がないので「たぶん、こうだったんじゃないか」という想像で話をとっさに作る**こともあります。

それが作話です。

たとえば、認知症グレーゾーンのなかでもかなり進行していたVさん（80歳・男性）は、昼食後に散歩へ出かけたまま、夕方になっても帰らなかったことがありました。奥さんと、同居する息子さん夫婦が心配して探したところ、近所のコンビニエンスストアの前のベンチに座っているVさんを発見したそうです。

「こんなところで何をしているの？」と尋ねても、Vさんは気まずそうな顔で黙ったまま何も答えません。疲れている様子のVさんを心配し、ご家族はそれ以上、何も聞かずに家へ連れて帰りました。

帰宅後、Vさんは何事もなかったように、テレビを観ながら少し遅い夕食を食べています。奥さんは、聞くのが怖くて黙っていましたが、息子さんが口火を切ります。

「テレビを観ている場合かよ。いったい何していたんだ」と、少し強い口調で尋ねたそうです。するとVさんは、テレビを観たまま「**いや、道に迷って困っている人がいたから、家まで送ってあげたんだ。**それでちょっとコンビニの前で一休みしていたら、おまえたちが来て……」と、か細い声で言います。

息子さんは「本当かよ」「せめてスマホで連絡しろよ」とVさんを責めます。

奥さんはおろおろするばかり。

お嫁さんのファインプレー

すると、息子さんのお嫁さんがこう言ったそうです。

「お義父さん、無事に帰ってきてくれて本当によかったです。道に迷っている人を助けてあげていたなんて思いもしませんでした。とにかく無事でよかった。今度から遅くなるときは連絡してくださいね」

Vさんは納得したように「うん。じゃあ、もう寝るわ」と言って寝室へ行ったそうです。息子さんは不満そうでしたが、それ以上は何も追及せず、Vさんの奥さんもキ

［「ウソだろう！」とは言わずに］

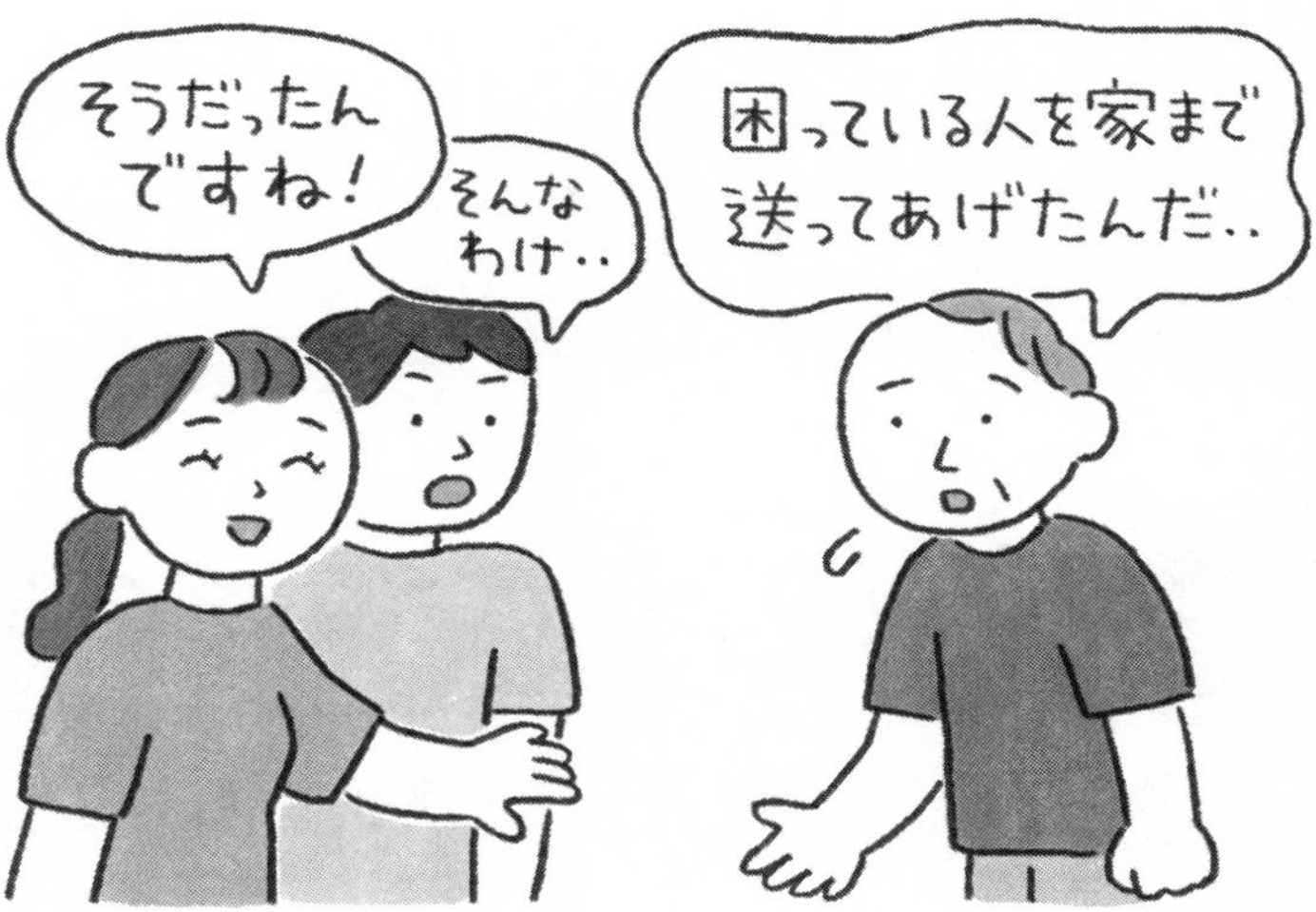

困っている人を家まで送ってあげたんだ..
そうだったんですね！
そんなわけ..

ツネにつままれたような感じで、私のところへ相談に来たのでした。

その話を聞いて、「お嫁さんの対応はすばらしいですよ」と、私はお伝えしました。Vさんの奥さんや息子さんは、夫として、あるいは父親として頼もしかったVさんの姿を知っています。ですから、変化していく様子を受け入れたくない思いがあるわけです。

一方、お嫁さんはVさんの若い頃を知りませんし、少し距離を置いて見ることができます。加えて、Vさんが認知症グレーゾーンと診断されてから、認知症についていろいろ勉強し、作話のことも熟知していたようでした。

身近な親族が、このお嫁さんのように第三者の目線で対応することは、なかなか難しいのは事実です。それでも、**作話を責めたり、否定したりすることは、本人のプライドを傷つけるだけで、Uターンにはつながりません。**

作話が見られたら、「なぜこんなウソをつくんだろう」と、まず考えてみましょう。Vさんの場合は、「自分はボケてない」「ちゃんと覚えている」と虚勢を張りたいがために、「困っている人を助けていた」という作話をしました。**その思いを受け止め、ウソとわかっていても「そうなんだ。それはよいことをしたね」と、**一言伝えるだけでも本人は納得します。

こうした本人に寄り添った言葉かけの積み重ねが、本人の意欲を高め、Uターンへ導くコツです。

「これ何かわかる？」と試してはいけない理由

試されると、人は傷つく

「これ誰かわかる？」「今日の日付言える？」「昨日の夕食何だったっけ？」

ご家族が日常生活のなかでやりがちなのが、「わかる？」という確認作業です。

本人がどこまで理解しているのかを知りたくて、つい聞いてしまう気持ちはわかります。何気なく聞いている場合も多いでしょう。

しかし、これは絶対にNGです。

いちいち試すような質問をされると、本人はバカにされているような気になりま

［バカにするな！　と憤る気持ちもあるが……］

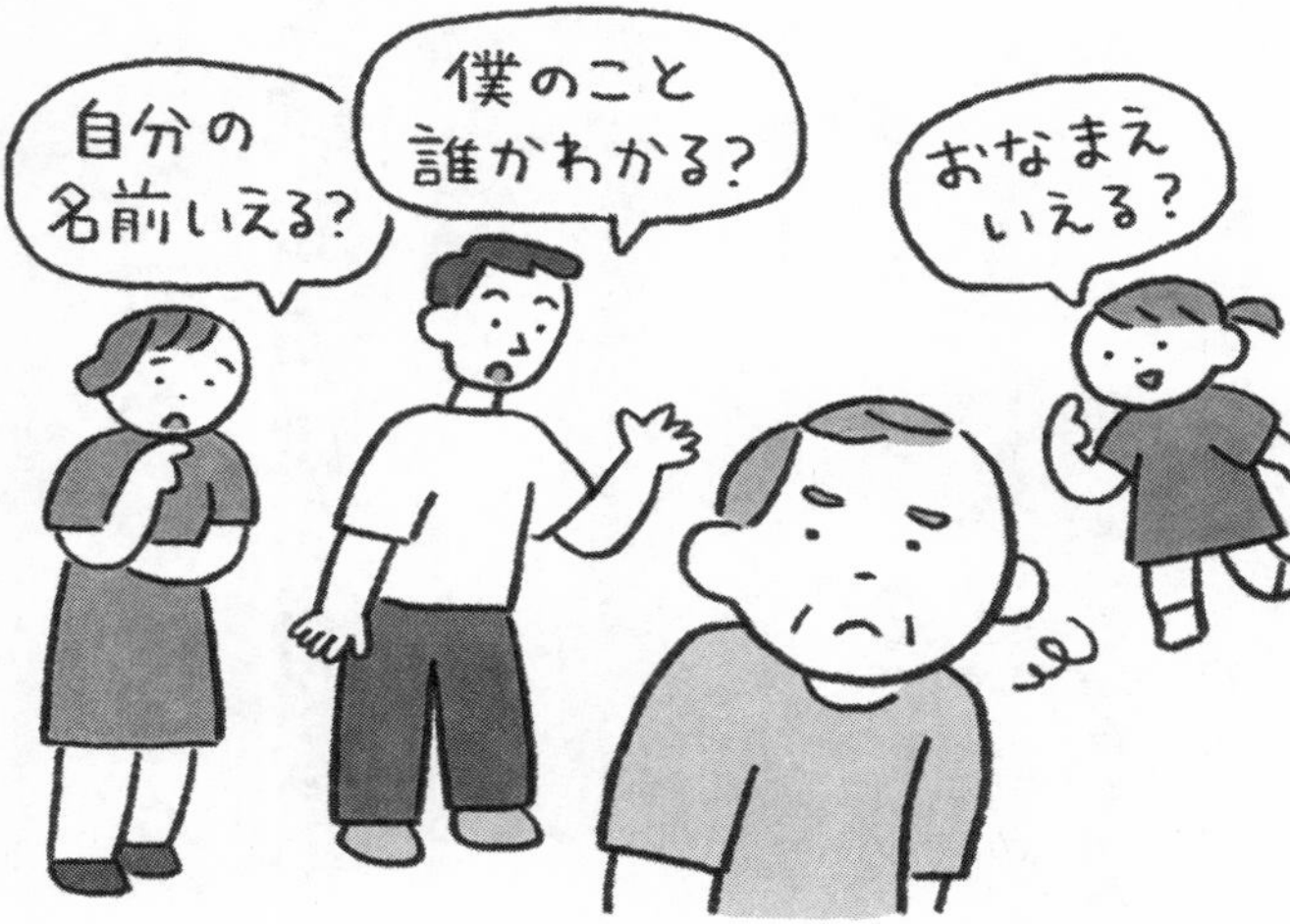
自分の名前いえる？
僕のこと誰かわかる？
おなまえいえる？

す。しかも、すぐに答えられないと、自信を失う原因にもなるので要注意です。

Wさん（72歳・男性）は、奥さんと二人暮らしで、認知機能の衰えを感じているものの、普段はおだやかに暮らしていました。

ところが、近くに住んでいる娘さんのご家族が週に一度くらいの頻度で遊びに来て、そのたびに「お父さん、私のことわかる？」「孫の名前は言える？」と質問攻めにします。娘さんは、そうすることでお父さんの脳を刺激しようとしたのですが、Wさんにとっては大変なストレスでした。

しかも最近は、4歳の女の子のお孫さんまでが母親を真似て、「私は誰かわかる?」とか「自分の名前言える?」といったことを聞いてくるようになりました。

Wさんにとっては目に入れても痛くない可愛い孫ですが、4歳の子に「自分の名前言える?」と聞かれていい気分はしません。そのうち、娘さんの家族が来ても自分の部屋に閉じこもって出てこなくなりました。

こうしたケースは意外に多く、ご家族はよかれと思って対応していても、本人にとってはストレスになりかねません。その結果、Wさんのように人と接することを避けるようになると、認知症グレーゾーンを進行させてしまう重大な要因となります。

認知症グレーゾーンの段階はもちろん、認知症になってからも、かなり進行するまでは人格は保たれます。ごく身近な親族であっても、**本人に対するリスペクトを忘れずに、**「大切なお父さん」「大好きなお母さん」「愛する夫（または妻）」という思いをもって接することが大切です。そのうえで、生活習慣の見直しや、第6章で紹介した7

つの因子の改善をサポートしていくことで、Uターンへの道はひらけるのです。

グレーゾーンの人の暴言や怒りに対処するには

「人が変わってしまった」には理由がある

「おだやかだった主人が、急に大声を出して怒ったり、外出先でイラ立ちをあらわにすることが増えました。どんどん人が変わっていくようで、いったいどう対応したらよいのか……」

グレーゾーンの男性の奥さんからそうした相談を受けることがよくあります。

認知症グレーゾーンになると怒りっぽくなることはお話ししてきたとおりですが、

グレーゾーンの段階では、前述したように人格はまだ十分に保たれています。意味もなく暴言を吐いたり、暴力的なふるまいをしたりするケースはまれで、怒りの背景には本人なりの理由があります。

たとえば、ちょっと失敗したときに、周りの人が「ああ、またやった」といった言葉を口にすると、そのたびに本人はストレスを感じます。

それでも、グレーゾーンの段階では、まだ理性が働いていますから、逆に、周りに迷惑をかけている自分を責める人も少なくありません。

とはいえ。

ことあるごとに繰り返し否定され、とくに責めるように注意されたりすると、それをきっかけに堪忍袋の緒が切れることがあります。声を荒らげて怒鳴ったり、言葉がなめらかに出てこないために暴力的なふるまいに出てしまうこともあります。

ご家族からすると、「急に怒りだした」「暴力をふるいだした」「人が変わってしまった」という印象を受けるでしょう。しかし本人の中では、ずっとためこんでいたマグマが抑えきれずに噴火した状態なのです。

もちろん、ご家族が悪いと言っているのではありません。きっかけは周囲の人の言動にあったとしても、怒りの真の理由は自分のプライドだったり、誤解だったりする場合が多いものです。

本人の言い分が100%間違っていたとしても、認知症グレーゾーンの人は、感情のコントロールがうまくできなくなっていますから、いったん振り上げたこぶしを自ら下ろせないことがあります。したがって、**本人が怒り始めたら、ご家族が譲歩するのが現実的**です。

本人には申し訳ないと思いつつも、「自分のほうが優位な立場にいる」と思うだけで心にゆとりができます。2歳の子どもがイヤイヤ期を迎えて反抗的になっても、「子どもだから仕方ない」と思うのと同じように、**「この人は病気なのだから、私が折**

れてあげよう」と考えると、気持ちがだいぶラクになります。

ただし、**リスペクトや愛情を決して忘れないでください。**

認知症グレーゾーンの人の怒りは、自分に自信がなくなっていることの表れです。

それを隠したいがために、あえて虚勢を張っている。

ならば、こちらが折れてあげよう。

そう思えたら大成功です。

2回は相手のために、1回は自分のために

そうはいっても、いつもいつも作話にあいづちをうち、理由もなく怒りをぶつけられても受容する、といった生活をしていると、**ご家族のほうが心身のバランスを崩して倒れかねません。**

ですから私は、「3回に1回は、ご家族のほうも上手にガス抜きしましょう」と、

お伝えしています。

理不尽だなと思う言動が3回あったとします。

でも2回は我慢する。

そして3回目は、自分の中にたまっている不満を軽くぶちまけます。

「それはおかしい」「怒鳴るのはダメ」など相手を否定するのではなく、「私はこう感じている」「こう思っている」という形をとるのがポイントです。

「私だって精いっぱいがんばっているのよ」「いつも文句ばかり言われていると苦しい」と、思いの丈を伝えましょう。根底で相手をリスペクトする気持ちを忘れなければ大丈夫です。

イライラして怒ってしまったあとは、大体自己嫌悪に陥るものです。

「ここで怒ったら、私はダブルにへこむ」と思い直し、2回は深呼吸をして我慢する。

でも、3回目は自分のためにガス抜きをする。そうした自分を守るための緩急をつけた対応が、認知症グレーゾーンの人に接するご家族にとっては大切です。

「これからどうなるの？」と不安がるより、今できることに集中する

グレーゾーンで見つかったことをむしろ喜ぶ

認知症グレーゾーンと診断されると、本人よりも、ご家族がパニックになってしまうことがよくあります。「これからどうなるんだろう」という不安で、冷静さを失ってしまうのです。

「あちこち徘徊するようになるの？　暴言や暴力が始まるの？　排泄物を口にするようになったりするの？」

「無理、無理。私がすべて介護するなんて、とても耐えられない」

「でも、子どもたちに迷惑をかけたくない。いったいどうしたらいいの」

そんなことを口にして、取り乱してしまう方もいらっしゃいます。

そうしたご家族に対し、私はいつも次のようにお話しします。

「認知症グレーゾーンは、回復する可能性が十分にある段階です。将来のことを先走って心配するより、**今日これからどうすれば回復への道がひらけるかを考え、ご本人をサポートしていくことのほうが大事**ですよ」

診断されたからといって、すぐに記憶を失ったり、人が変わってしまったりするわけではありません。すでに認知症になっている人でも、1年経った頃、「そういえば前と違っているな」と思う程度です。1年前はこれができていたのに、最近はできなくなったとか、年単位で変化していくのがふつうです。

認知症は、生活習慣病の一つ。

急に発症して、急に変化していくわけではなく、高血圧や糖尿病と同じように、何年もかけてジワジワと進行していきます。

ですから、認知症グレーゾーンの段階で発見できたことは、がんに例えると、早期で見つかったようなものだと思うのです。

すべての人がUターンできるとはかぎりませんが、**脳の活性化に役立つ生活習慣を心がけていれば、進行を最小限に抑え、現状をキープし、さらには回復も望めます。**

「どうしよう、どうしよう」と不安に陥っている時間があったら、今取り組める生活習慣をぜひ始めましょう。

それがUターンへ導くための最善策です。

心が壊れてしまう前に人を頼ろう

介護疲れでうつになったXさん

認知症グレーゾーンや認知症の人をサポートしているご家族は、自分一人ですべてを背負ってしまう傾向があります。責任感の強い人ほど、「自分一人でやらなければ」と思いがち。しかし、できないことはできない、やりたくないことはやりたくない、と周囲の人にはっきり示さないと、いずれ限界がきてしまいます。

専業主婦のXさん（52歳・女性）もそうでした。

Xさんは結婚当初から、ご主人の両親と同じ家で暮らしてきました。

まず、10年ほど前に義父が脳卒中で倒れ、自宅で5年ほど介護したあとに亡くなります。そして、その後まもなく、今度は義母が認知症と診断され、訪問介護のサポートを受けながら、Xさんが中心となって介護をしてきたそうです。

ご主人は定年退職後も仲間とゴルフに興じ、母親の介護には一切無関心。30歳の一人息子も、認知症の祖母を負担に思ってか実家へ来ることも少なくなり、Xさん一人で介護を担っていたのです。

ところがです。50歳を過ぎた頃から、Xさんの様子がおかしくなりました。

それまでは、ヘルパーさんや訪問看護の看護師さんにいつも笑顔で対応し、お茶を出すなどの細やかな心遣いをする人だったのに、口数が減り、表情が乏しくなって、ついには誰が来てもボーッとした様子であいさつもしなくなってしまったのです。

ヘルパーさんが「これはちょっとおかしい」とご主人に伝えたところ、ご主人も気づいていたようで、そこからやっと母親の介護に参加するようになりました。

その後、事情を知った息子さんも、土日は祖母の介護を手伝うようになり、母親のXさんと一緒に過ごす時間を増やしました。

ご主人や息子さんは、慣れない介護や家事に一苦労の毎日。それを今まですべてXさんが一人で担ってきたことに、やっと2人は気づいたそうです。

「自分がやらなければ」からの解放が心を回復させた

そうしたなかで、Xさんの症状は少しずつ回復していきました。かかりつけ医の診断によると、**介護疲れによるうつ症状**だったといいます。

237ページでお話ししたように、老年期うつ病は、認知症の大きな引き金となります。Xさんの場合、**ご主人と息子さんの気づきがなかったら、認知症グレーゾーンに進んでいた可能性があります。**

3人で介護と家事を分担するようになり、Xさんの症状が回復してから1年ほど経った頃、3人に見守られながら認知症のお義母さんは亡くなりました。

Xさんはずっと「自分がやらないと、お義母さんの介護を含めて家の中のことが回らない」と考えていたそうです。しかし実際には、自分ができなくなったら、ご主人と息子さんが代わりに行ってくれました。

つまり、**「自分一人ですべて背負わなくていい」「人を頼れば何とかなる」**と気づいたことで、Xさんの症状は順調に回復し、お義母さんも家族のやさしさに包まれながら旅立つことができたのです。

Xさんのケースは認知症のお義母さんの介護ですが、認知症グレーゾーンの人をサポートするご家族にも同じことがいえます。

上手に人を頼りましょう。

認知症のご家族と同じくらい、あなたも大切です。

認知症カフェで同じ思いを語り合う

思いを共有し、救われたZさん

認知症のお姑さんを一人で介護しているZさん（55歳・女性）は、あるとき疲れたように、次のようなことをおっしゃいました。

「認知症の介護は終わりが見えない。どんなにがんばっても本人に喜んでもらえないどころか、暴言を吐かれることもある。ちょっと目を離したすきに外に出てしまったときは、生きた心地がしなかった。こんな毎日がいつまで続くのかと思うと、自分がどうかなってしまいそうで怖い」

このお姑さんは認知症でしたが、認知症グレーゾーンの人のサポートでも、将来に不安を感じ、しんどくなることは当然あります。友人や知人に相談しても、「無理しないで」「元気だして」「がんばって」という言葉で、逆に苦しくなってしまうことも少なくありません。

そんなとき、**同じ苦労を抱えている人と話をするだけで、気持ちがすっきりする**こともあります。

そこで私はZさんに、認知症の人と介護者の集まりである『家族の会』に、お姑さんと一緒に参加することをすすめました。

最近は、『認知症カフェ』『オレンジカフェ』『ふれあいカフェ』といったさまざまな呼び方で、ご家族同士が集う場が地域ごとに設けられています。そうした場へ行くと、自分と同じ悩みを共有できる人たちと出会うことができます。

Zさんは地元の『認知症カフェ』で語り合うことにより、自分自身が救われたといいます。そして、認知症のお姑さんが楽しそうにしているのを見て、「お義母さんも、自分をわかってもらえない不満があったんだと気づきました」とおっしゃいました。

もちろん、このあともZさんの介護は続きます。

それでも、思いを共有し合える人と出会えたことが、自分とお義母さんにとっての希望につながったと言うのです。

苦労話だけではありません。

認知症の介護では、**ふとした瞬間に分かり合えたり、衰えていく脳の中にある豊かな感情に気づいたり**して、光が差すように感じる瞬間もあります。**そうした体験を話し合うことで、勇気づけられ、温かい気持ちを取り戻せることもあります。**

認知症カフェのような場は、認知症グレーゾーンのご家族も参加できます。

「誰かにわかってほしい」と思っている人は、自治体に問い合わせたり、インターネットで検索したりして、そうした家族の会へつながることを強くおすすめします。

病院に行きたがらない家族をうまく連れて行くコツ　男性編・女性編

「あれ?」と思ったら、迷わず認知症の専門外来で検査を

ご家族が「あれ?」と思う場面が増えても、すぐに専門の医療機関へ連れて行こうと考える人は、意外と少ないものです。「うちのお父さんにかぎってまさか」「妻が認知症になるはずがない」と思い、どうしようかとためらっているうちに進行してしまう場合が多いのが実状です。

また、認知症グレーゾーンになると、本人も自分の異変を自覚しています。

ですが、絶対に認めたくないと思うのが通例で、私自身、自分がそうなったときを

想像すると、受診をためらう気持ちはわかります。

それでも、認知症は早期発見、早期対応が最も大切です。**グレーゾーンの段階で発見できれば、この本で紹介したセルフケアでUターンできる可能性が十分にある**ことを知っておいてください。

男性には〝おとり作戦〟、女性には〝寄り添う作戦〟

認知症グレーゾーンの段階では、本人も葛藤している状態なので、ご家族が医療機関に導くのが難しい場合も少なくありません。

「なぜオレが病院へ行かなければいけないんだ」「私がボケてるとでもいうの！」と抵抗されがちです。

このとき、相手が男性であれば、受診に誘導するコツがあります。**奥さんが、いわば〝おとり患者〟となって**、「私、最近もの忘れが多くて心配なの。お父さん、一緒

［男性に有効な“おとり作戦”］

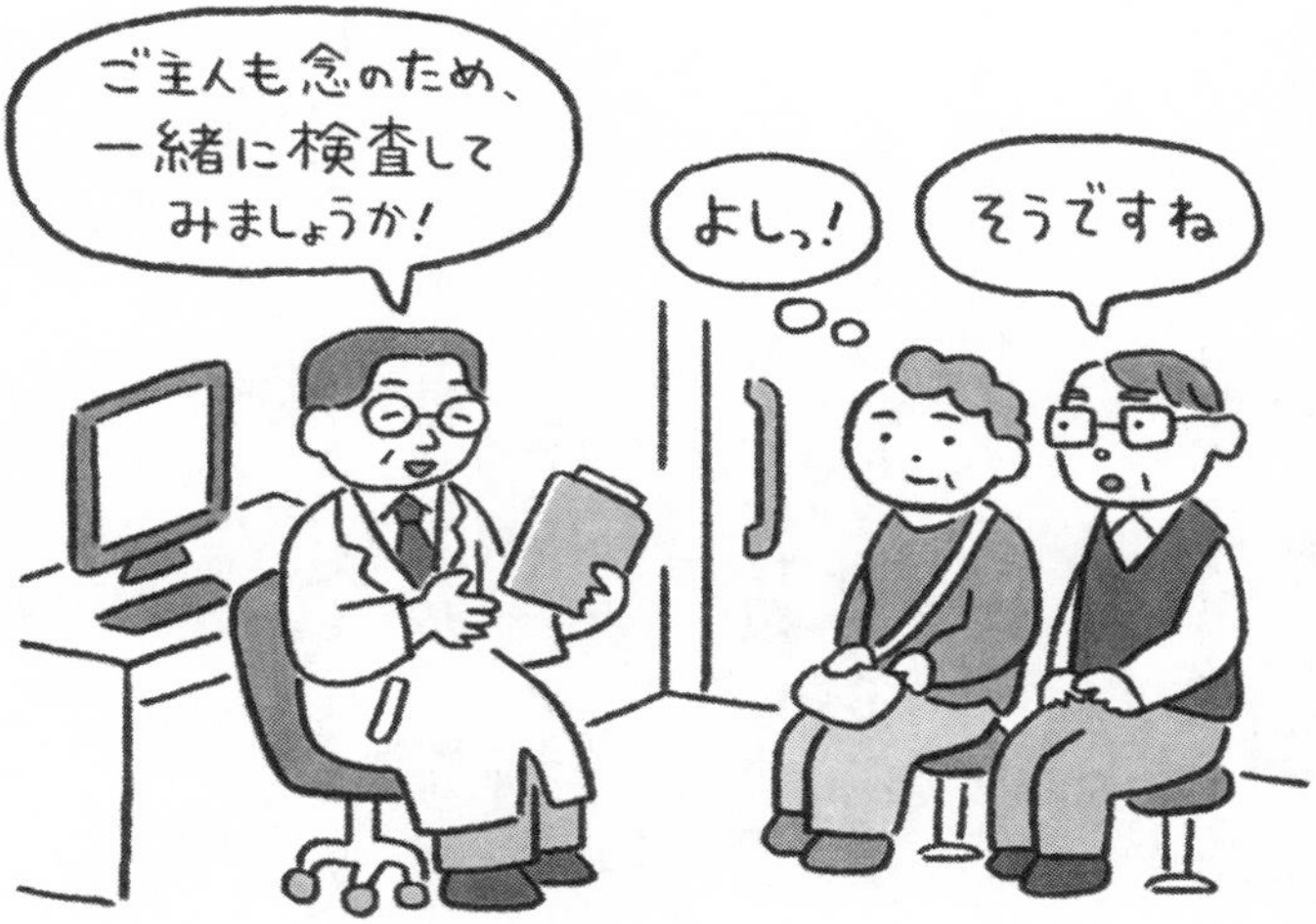
ご主人も念のため、
一緒に検査して
みましょうか！
よしっ！
そうですね

についてきてくれる？」と伝えるのです。

すると、たいていの男性は「オレがついていれば大丈夫だ」とか言って、率先して一緒に医療機関へ同行してくれます。

事前に連絡しておけば、認知症の専門医は上手に対応します。

奥さんの偽の検査をするときに、「ご主人も一緒にどうですか？」と声をかけ、奥さんとともに検査をするということにすれば、男性はわりとすんなり受け入れます。

結果、認知症グレーゾーン、または認知症とわかっても、医師が理にかなった説明をすると納得するのが男性に多い特徴です。

一方、奥さんが認知症グレーゾーンの疑いがある場合、ご主人が同様の〝おとり作戦〟を実行しようとしても、意外と失敗しがち。

男性は要領が悪いせいか、いつもと違うご主人の様子を奥さんはすぐに察知して、「自分のことが心配なら、お父さん一人で行ったら」と言われるのがオチです。

ですから、奥さんや母親など、女性を受診につなげるときは、下手に作戦を立てるよりも、本人の**「もしかしたら」「怖い、どうしよう」という思いに寄り添い、希望のある言葉を伝える**ようにしましょう。

「君のことがとにかく心配なんだ。今は認知症の医療がかなり進んでいて、早く発見できればUターンできるから受診しよう」といった言葉を伝え、第1章で紹介した山本朋史さんのケースを教えてあげると、なお心強いと思います。

認知症の専門医を探すときには、インターネットで「〇〇市　認知症　専門医」の3つのキーワードで検索すると出てきます。

認知症に対する治療は飛躍的に進んでいる

画期的な治療薬「レカネマブ」が承認へ

認知症グレーゾーン、およびアルツハイマー型認知症に対する治療薬は、これまで症状を抑える対症薬しかありませんでした。

しかし、**画期的な薬が日本で承認されることが、2023年8月に決まりました。**

レカネマブと呼ばれる薬です。

レカネマブは、日本の製薬会社・エーザイが中心となって開発された薬です。

脳に沈着したアミロイドβを取り除く働きがあり、その効果が認められて、アメリカでは一足先に、2023年7月にアルツハイマー型認知症の治療薬として正式承認されています。

アミロイドβは、10年以上かけて繊維状のかたまりになり、脳内に蓄積していくと考えられています。このかたまりになったアミロイドβを除去する薬は、これまでも開発されてきました。しかし、レカネマブはかたまりができるのを阻止し、最終的に人体に備わっている免疫細胞にアミロイドβを除去させるのが特徴です。

レカネマブを投与した患者さんは、偽薬を投与した患者さんにくらべて、1年半後の認知機能の低下が約27%抑えられ、症状の進行をゆるやかにすることが、国際的な学会で発表されています。これほど認知機能の低下を抑える効果が確認された薬は初めてで、日本はもとより世界でレカネマブの効果が注目されています。

私のクリニックでも、認知症グレーゾーンやアルツハイマー型認知症の患者さんを対象に、点滴によるレカネマブを投与する臨床試験を4年ほど前から行っており、確かな手ごたえを得ています。

たとえばaさん（70歳・女性）は、料理がうまくできなくなり、もの忘れも激しくなってきたことから、私のクリニックを受診されました。検査の結果、認知症グレーゾーンと診断し、本人とご家族の承諾を得てレカネマブの投与を開始しました。現在、2年目を迎えていますが、今のところ症状の進行は明らかに抑えられています。

認知症医療の問題点と将来的な希望

一方で、レカネマブにはいくつかの問題点が指摘されているのも事実です。

一つは副作用です。レカネマブを投与すると、脳の血管の周りが腫れたり、脳出血を起こしたりするケースがあることが報告されています。

二つ目に、レカネマブを使用できるのは、脳にアミロイドβの蓄積が認められた早期のアルツハイマー型認知症の患者さんにかぎられます。

アミロイドβの蓄積を確認するには、現在のところPET（陽電子放出断層撮影）と呼ばれる検査を行うのが主ですが、PETの検査費用は高額で、設置している医療機関がかぎられるのも難点です。脳脊髄《せきずい》液を採取する検査でも、アミロイドβの蓄積を調べることはできるものの、こちらは患者さんの体に負担の大きいことが問題視されています。さらに、レカネマブ自体の価格が高額で、これもレカネマブの普及にブレーキをかけると予想されます。

したがって、現時点では「レカネマブの登場で認知症が解決する！」とまではいえません。セルフケアで予防に努めるのが基本であることは変わりませんが、認知症の進行を抑えるレカネマブの開発は、患者さんやご家族にとって大きな希望であるのも確かです。

「認知症かな？」と思っても、受診することが怖くて、先延ばしにしてきた人も多いでしょう。

しかし、新たな希望が見えつつある現在においては、とにかく早く見つけるほうが有利であることは確かです。とくに認知症グレーゾーンの段階であれば、Uターンして回復できる可能性が高いので、早期発見・早期受診が最良の選択といえます。

おわりに――ボケるときはボケるがよろし

この本では、自分の脳に「最近、ちょっとおかしいぞ」と感じている人や、認知症グレーゾーン（ＭＣＩ：軽度認知障害）と診断された人が、健常な脳にＵターンするための考え方や方法を、できるだけたくさん書きました。

もちろん、私自身も日々の生活のなかで心がけ、実践していることです。

けれどもう一方で、私もいずれは、認知症という雨に濡れてしまう日がくることも予測はしています。長年認知症の方々を診ていると、「年をとればボケるのも自然」という気持ちも生じてくるからです。

「死ぬときは死ぬがよろし」という言葉は、良寛の死生観として知られています。

正しくは、「災難にあう時節には、災難にてあうがよく候。死ぬる時節には、死ぬがよく候。是はこれ、災難をのがるる妙法にて候」という文章なのだそうです。

いきなり冷酷な言葉が2つ続いているように思えますが、3つ目の文がキモです。なるようになれという気持ちでいることが、同じ災難にあったとしても、ダメージを最小限に抑える方法、つまり「災難をのがるる妙法」だという意味だと思います。

私も多くの認知症の方々を診てきて、その進行具合や経過はさまざまに違うものだと思うようになりました。

坂道を転げ落ちるように悪くなっていく方もいるけれども、2年経っても3年経っても変わらない人もおられます。むしろ、こちらの方が多いという印象があります。

こうした人は、日々おだやかに過ごすなかで、天寿を全うされてゆくという印象ももっています。つまり、認知症になったからといって、そうそう真っ暗ではないのです。

良寛の言葉を拝借するなら、「ボケるときはボケるがよろし」。

そう思いつつ、毎日の生活のなかで可能なかぎり予防法に努めること、これが私にとっての妙法だと思っています。

認知症専門医　朝田 隆

認知症グレーゾーンから Uターンした人がやっていること

発行日　2023年10月11日　第１刷
発行日　2024年10月24日　第12刷

著者　朝田 隆

本書プロジェクトチーム

編集統括	柿内尚文
編集担当	菊地貴広
編集協力	根村かやの、小林みゆき
デザイン	岩永香穂（MOAI）
DTP	藤田ひかる（ユニオンワークス）
イラスト	たかまつかなえ
校正	柳元順子
営業統括	丸山敏生
営業推進	増尾友裕、綱脇愛、桐山敦子、相澤いづみ、寺内未来子
販売促進	池田孝一郎、石井耕平、熊切絵理、菊山清佳、山口瑞穂、吉村寿美子、矢橋寛子、遠藤真知子、森田真紀、氏家和佳子
プロモーション	山田美恵
講演・マネジメント事業	斎藤和佳、志水公美
編集	小林英史、栗田亘、村上芳子、大住兼正、山田吉之、大西志帆、福田麻衣、小澤由利子
メディア開発	池田剛、中山景、中村悟志、長野太介、入江翔子、志摩晃司
管理部	早坂裕子、生越こずえ、本間美咲
発行人	坂下毅

発行所　株式会社アスコム

〒105-0003
東京都港区西新橋2-23-1　3東洋海事ビル
TEL：03-5425-6625

印刷・製本　中央精版印刷株式会社

Printed in Japan　ISBN 978-4-7762-1298-0